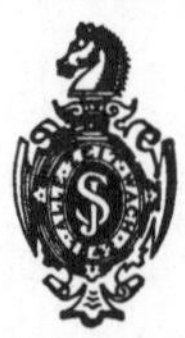

SPRINGER-VERLAG
BERLIN·HEIDELBERG·NEW YORK

Hefte zur Unfallheilkunde

Zuletzt erschienen:

Heft 103: Experimentelle Untersuchungen von Knochentransplantaten mit unveränderter und mit denaturierter Knochengrundsubstanz. Ein Beitrag zur kausalen Osteogenese. Von L. SCHWEIBERER, Chirurgische Universitäts-Klinik, Homburg/Saar. Mit 24 Abbildungen. III, 70 Seiten. 1970

Heft 104: Klinische und tierexperimentelle Untersuchungen über die Transplantation autoplastischer Spongiosa. Von W. SCHRAMM, Knappschaftskrankenhaus Gelsenkirchen-Ueckendorf. Mit 23 (8 farb.) Abbildungen. IV, 92 Seiten. 1970

Heft 105: Die Krukenberg-Plastik in Friedenszeiten. Von A. LOB, Murnau. Mit 10 Abbildungen. VI, 48 Seiten. 1970

Heft 106: Verhandlungen der Österreichischen Gesellschaft für Unfallchirurgie. 5. Tagung am 24. und 25. Oktober 1969 in Salzburg. Im Auftrage des Vorstandes herausgegeben vom Sekretär der Gesellschaft E. JONASCH, Wien. Mit 24 Abbildungen. XII, 188 Seiten. 1970

Heft 107: Verhandlungen der Deutschen Gesellschaft für Unfallheilkunde, Versicherungs-, Versorgungs- und Verkehrsmedizin e.V. XXXIV. Tagung vom 11. bis 13. Mai 1970 in Düsseldorf. Im Auftrage des Vorstandes herausgegeben von H. CONTZEN, Frankfurt/M., und W. ARENS, Ludwigshafen. Mit 79 Abbildungen. XVI, 267 Seiten. 1971

Heft 108: Verhandlungen der Österreichischen Gesellschaft für Unfallchirurgie. 6. Tagung am 16. und 17. Oktober 1970 in Salzburg. Im Auftrage des Vorstandes herausgegeben vom Sekretär der Gesellschaft, E. JONASCH, Wien. Mit 40 Abbildungen. XI, 214 Seiten. 1971

Heft 109: Zur Lage der plastischen Chirurgie. Von U. SCHMIDT-TINTEMANN, München. Mit 15 Abbildungen. VIII, 92 Seiten. 1972

Heft 110: Verhandlungen der Deutschen Gesellschaft für Unfallheilkunde, Versicherungs-, Versorgungs- und Verkehrsmedizin e.V. XXXV. Tagung vom 24. bis 26. Mai 1971 in Freiburg/Br. Im Auftrage des Vorstandes herausgegeben von H. CONTZEN, Frankfurt/M., und W. ARENS, Ludwigshafen. Mit 27 Abbildungen. XVI, 324 Seiten. 1972

Heft 111: Verhandlungen der Österreichischen Gesellschaft für Unfallchirurgie. 7. Tagung am 8. und 9. Oktober 1971 in Salzburg. Im Auftrage des Vorstandes herausgegeben vom Sekretär der Gesellschaft E. JONASCH, Wien. Mit 45 Abbildungen. XII, 292 Seiten. 1972

Hefte zur Unfallheilkunde 112

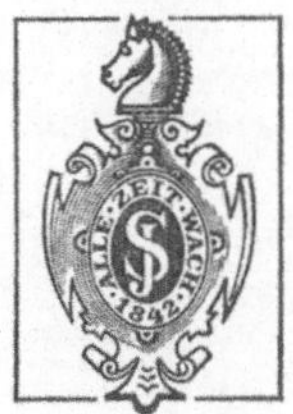

Hefte zur Unfallheilkunde

Beihefte zur Monatsschrift für Unfallheilkunde, Versicherungs-, Versorgungs- und Verkehrsmedizin

Herausgegeben von Professor Dr. Dr. h. c. H. Bürkle de la Camp

112

Jürgen Probst

Reosteosynthesen langer Röhrenknochen

Springer-Verlag　Berlin · Heidelberg · New York　1973

Hefte zur Unfallheilkunde

Herausgegeben von Professor Dr. Dr. h. c. Bürkle de la Camp
7801 Dottingen über Freiburg i. Br.

Autor dieses Heftes:

Privat-Dozent Dr. Jürgen Probst
Ärztlicher Direktor des Berufsgenossenschaftlichen Unfallkrankenhauses
D-8110 Murnau/Obb.

Mit 37 Abbildungen

ISBN 978-3-540-06028-4   ISBN 978-3-642-52177-5 (eBook)
DOI 10.1007/978-3-642-52177-5

Geleitwort

In einer Zeit, in der die sogenannte Grundlagenforschung im Vordergrund des Interesses steht, wird der Wert klinischer Untersuchungen offenbar nicht mehr so hoch eingeschätzt wie früher. Wir sind jedoch auf die Ergebnisse klinischer Untersuchungen angewiesen, weil wir nur so in der Lage sind, uns über die Ergebnisse von Behandlungsmethoden ein zutreffendes Bild zu verschaffen. Es darf auch nicht vergessen werden, daß ein großer Teil unserer heutigen Kenntnisse immer noch auf den klassischen Arbeiten unserer Vorgänger beruht.

In diesem Sinne ist auch das Werk meines früheren Mitarbeiters und Nachfolgers Jürgen Probst aufzufassen. Die Arbeit beschäftigt sich in sehr eingehender Weise mit den Problemen und Ergebnissen der ein- oder mehrmalig wiederholten Osteosynthese am Beispiel nichtinfizierter langer Röhrenknochen. Sie stützt sich dabei auf das große Krankengut des Berufsgenossenschaftlichen Unfallkrankenhauses Murnau. Ihre Bedeutung liegt vor allem auch darin, daß sie sich eingehend mit den Prinzipien und Ergebnissen der *verschiedenen* Formen der Reosteosynthese beschäftigt, über die es im Schrifttum keine zusammenfassende Darstellung gibt. Da der Wert einer Osteosynthese sich nicht am klinischen Frühergebnis, sondern an der Funktion der Gliedmaße nach dem Ende der Behandlung mißt, ist mit Recht den Spätergebnissen der größte Teil dieser Arbeit gewidmet.

In einer Epoche der operativen Behandlung der in zunehmendem Maße immer schwereren Knochenbrüche und ihrer vielfach schicksalsträchtigen Folgen muß eine solche Arbeit ganz besonders beachtet werden. Sie ist zugleich ein Zeugnis der Entwicklung der Knochenbruchchirurgie wie ein Beweis der Bedeutung der Wiederherstellungschirurgie in unserem heutigen Leben.

Prof. Dr. A. Lob

Inhaltsverzeichnis

I. Allgemeiner Teil

1. Begriffsbestimmung und Abgrenzung

Der *wiederholte Eingriff* am Knochen zur Herstellung seiner Einheit
— nur dieser Eingriff verdient die Bezeichnung *Reosteosynthese* — stellt
eine allgemein nicht häufig geübte Behandlungsmethode dar; er gehört
vielmehr zum Aufgabengebiet der Wiederherstellungschirurgie. Die besonderen biologischen und technischen Probleme der korrektiven Behandlung der nicht geheilten Knochenbrüche stellen den Hauptanteil
der der Reosteosynthese zu unterwerfenden Knochenbruchfolgen, während in einem kleinen Teil der Fälle auch stellungsverbessernde Eingriffe
im Wege der Reosteosynthese zu besorgen sind.

Das Wort Reosteosynthese kommt im Schrifttum nicht vor. Da der
Begriff Osteosynthese in den letzten Jahren ein fester Begriff der Fach-
sprache geworden ist, der die möglichst genaue Wiederzusammensetzung
des gebrochenen Knochens mit mechanisch-technischen Hilfsmitteln bezeichnet, kann der Begriff Reosteosynthese folgerichtig auf die Fälle
angewandt werden, bei denen mit den selben oder ähnlichen Mitteln das
der Funktion am besten dienende anatomische Ergebnis auch dann
herbeigeführt werden soll, wenn bereits eine Osteosynthese voraufgegangen ist. Es ist eine Frage der Sprachregelung, Reosteosynthesen, bei
denen die Neuversorgung mit Implantaten zu einem späteren Zeitpunkt
als dem der Entfernung der zuerst gelegenen Implantate vorgenommen
worden ist, dagegen tertiäre Reosteosynthesen zu nennen.

In dieser Arbeit[1] sollen nur diejenigen Fälle des unausgelesenen Kran-
kengutes des Berufsgenossenschaftlichen Unfallkrankenhauses Murnau
ausgewertet werden, die unmittelbare Reosteosynthesen an langen Röhrenknochen betreffen, und bei denen bis zum Zeitpunkt der Reosteosynthese keine Infektion eingetreten war. Die knochenbiologischen und
auch die technischen Voraussetzungen der Reosteosynthese im Bereiche
von Röhrenknochen weichen so erheblich von den Verhältnissen im
Bereiche der spongiösen Knochen und der spongiösen Knochenenden
der Röhrenknochen ab, daß eine gesonderte Bearbeitung jener schon
aus diesem Grunde erforderlich sein wird. Ebenso bieten die infizierten
Fälle, die einer Reosteosynthese unterworfen werden, so abweichende
biologische Bedingungen, daß auch hierfür eine gesonderte Untersuchung
als notwendig zu erachten ist.

Die Anregung zum gestellten Thema ergab sich aus der jahrelangen
Mitbeobachtung und Mitarbeit an einem einschlägigen Krankengut unter
der Leitung meines verehrten Lehrers und ehemaligen Chefs Professor
Dr. med. A. Lob. Die Zusammenfassung Schwerunfallverletzter im Unfallkrankenhaus Murnau führte in den Jahren 1955 bis 1968 in zahlreichen

---

1 Abgeschlossen im Juni 1970.

Fällen nicht geheilter Röhrenknochenverletzungen, die verschiedenen Osteosyntheseverfahren unterworfen worden waren, zur Indikationsstellung der Reosteosynthese, auch diese selbst im Laufe der Jahre mit verschiedenen Verfahren. Über die Erkenntnisse und Erfahrungen bei den einzelnen Behandlungsverfahren hinweg führte die Beobachtung insgesamt zu zwei wichtigen Feststellungen:

1. Der Röhrenknochen ist dem wiederholten chirurgischen Eingriff — auch unter der „Zumutung" verschiedener Implantate — zugänglich.

2. Die Reosteosynthese hat als wiederherstellungschirurgischer Eingriff eine überragende soziale Bedeutung.

Dieser Untersuchung liegen zugrunde insgesamt 150 Reosteosynthesen, davon 7 des Schlüsselbeines, 21 des Oberarmschaftes, 31 des Unterarmschaftes, 52 des Oberschenkels, 39 des Schienbeines.

2. Schrifttum

Eine zusammenfassende Darstellung des Problems der Reosteosynthese, der unmittelbaren oder auch der mittelbaren Wiederholung der Osteosynthese findet sich im Schrifttum nicht. Zwar sind die großen Zusammenfassungen, die die Behandlung der Pseudarthrosen betreffen, auch maßgebend für das Problem der Reosteosynthese; jedoch sind dort spezielle Fragen, die hier untersucht werden sollen, nicht angeschnitten worden. Grundlegende Bedeutung haben bezüglich der Pseudarthrosenbehandlung die Monographien von Georg Brandt (1937) und A. N. Witt (1952), die Operationslehren von Max Lange (1962/68) und W. Wachsmuth (1956) sowie die große Pseudarthrosenarbeit von E. Lexer aus dem Jahre 1922. Die Monographie von G. Küntscher (1962) über die Marknagelung gehört ebenfalls zu den Grundlagen der Pseudarthrosenbehandlungslehre.

Im Gegensatz zum Fehlen einer zusammenfassenden Darstellung des Problems der Reosteosynthese finden sich aber doch zahlreiche Einzelarbeiten, die sich zumeist kasuistisch mit der Reosteosynthese befassen.

Einzelberichte über *Reosteosynthesen am Schlüsselbein* liegen allerdings nicht vor.

Obwohl, wie die praktische Erfahrung lehrt, die Notwendigkeit von *Reosteosynthesen des Oberarmschaftes* unzweifelhaft gegeben ist, wird nur verstreut im Zusammenhang mit dem Pseudarthrosenproblem die Frage der Reosteosynthese angeschnitten; jedoch wird dabei auf besondere, mit dem Wiederholungseingriff zusammenhängende Fragen nicht eingegangen.

Mehrere Fälle teilten Witt und Jaeger (1966) mit. Sie tauschten wegen nicht heilender Pseudarthrose in einem Fall eine doppelte Drahtumschlingung gegen eine dorsal angelegte 6-Loch-Platte, in einem anderen Fall einen Rush-Pin gegen eine Druckosteosynthese mit 6-Loch-Platte. In einem dritten Fall führte die Marknagelung nach erfolgloser konservativer Behandlung nicht zum Erfolg, die Einfügung eines autoplastischen Knochenspanes endete mit dem Bruch desselben, die endlich vorgenommene Druckplattenosteosynthese brachte auch nicht den gewünschten Erfolg, weil die Schrauben sich in den Gewindegängen lockerten. — Eine Mitteilung über erfolgreiche Druckplattenosteosynthese nach früherer Rush-Pin-Versorgung teilte Leitz (1965) mit. — Küntscher (1962) berichtet über erfolgreiche Ausheilung von Pseudarthrosen nach Versorgung mit dickem Marknagel, im einen Fall nach 3-facher Drahtumschlingung, in einem anderen Fall nach Rush-Pinnung. — Aus den Äußerungen von Gg. Brandt (1959), der die alleinige Küntschernagelung nicht für ein sicheres Mittel zur Pseudarthrosenbehandlung hält, muß geschlossen werden, daß er die Auswechselung von Marknägeln vorgenommen hat; näheres über die von ihm vermuteten Gründe des Versagens der metallischen Reosteosynthese findet man in seinen Schriften jedoch nicht.

Eine gewisse Gegnerschaft zur Marknagelung der Oberarmpseudarthrose vertritt Max Lange (1962); bedeutungsvoll erscheint aber seine Aussage, die „zimmermannsmäßige" autoplastische Knochenspanverpflanzung habe zuverlässige Heilungsergebnisse bei allen Oberarmpseudarthrosen, „auch wenn sie noch so oft voroperiert waren", erzielt. — Auch A. N. Witt (1952) hat nur bei regenerationskräftigem Knochen die Marknagelung zugelassen, im übrigen Kombination von Marknagel und Phemister-Span empfohlen. In diesem Zusammenhang hat er auch den Marknagelwechsel vorgenommen.

Čech und Stryhal (1967) brachten eine mit Marknagel versehene Pseudarthrose durch Austausch gegen eine 7-Loch-Platte zur Ausheilung. — Wehner (1967) heilte dagegen eine zweimal vergebens genagelte und mit Knochenspänen versorgte Pseudarthrose mit dickem Marknagel aus; in einem zweiten Fall wies er auf die Nutzlosigkeit der Versorgung mit dünnem Marknagel und gleichzeitiger Gipsverbandbehandlung hin, während ein dicker Marknagel zur Beseitigung derselben Pseudarthrose führte.

An den *Unterarmknochen* ergibt sich die Notwendigkeit der Reosteosynthese nicht nur wegen Pseudarthrosenbildung, sondern auch wegen des hier häufiger zu beobachtenden Marknagelbruches. Schon 1953 wies Witt einen solchen Fall vor, in dem er den Ellennagelbruch erfolgreich mit Spananlagerung und Drahtumschlingung behandelte. — Küntscher zeigt in seiner Monographie mehrere Reosteosynthesefälle, darunter einen solchen, bei welchem er nach Bruch des „viel zu dünnen Marknagels" die Ausheilung allein durch Aufbohrung der Markhöhle und Versorgung mit dickem Marknagel erzielte. — Lob berichtete 1965 über Pseudarthroseoperationen am Unterarm, die in sämtlichen Reosteosynthesefällen zur knöchernen Ausheilung führten; angewandt wurden dicker Marknagel, Rush-Pinnung, Plattenverschraubung und Plattenverschraubung mit Spongiosaplastik. Alle Reosteosynthesepatienten wurden wieder arbeitsfähig, zumeist am früheren Arbeitsplatz. — 3 Reosteosynthesefälle des Unterarmes mit dickem Marknagel meldeten Seeholzer und Lauber (1965). — Über Plattenverschraubung nach voraufgegangener Rush-Pinnung der Speiche schrieb 1965 Manzoni. — Schlosser (1967) behandelte eine Ellenpseudarthrose nach 3 voraufgegangenen Eingriffen mit 10-Loch-Platte + autoplastischer Corticalisspanplastik aus der Fibula erfolgreich.— Mehrere

Fälle von Reosteosynthesen mittels Plattenverschraubung finden sich in den Arbeiten von Leitz (1965, 1967). — Über Erfahrungen mit der Reosteosynthese bei Umstellungsosteotomien finden sich im Schrifttum keine Angaben.

Ein besonders dankbares Objekt der Reosteosynthese ist nach den Erfahrungen des Unfallkrankenhauses Murnau der *Oberschenkel*. Daher überrascht es, daß sich kaum Berichte darüber im Schrifttum finden. Stöhr (1968) erwähnt die Oberschenkelschaftpseudarthrose mit Platten- und Nagelbruch, die nach Aufbohrung und Nagelung ausheilte, wie ebenso die Pseudarthrose nach Auswechselung eines dünnen gebrochenen Marknagels gegen einen dicken heilte, gleichermaßen eine andere nach vorheriger Rush-Pinnung und Drahtumschlingung. — Rehn, Schramm und Hierholzer (1968) fordern für die Korrekturosteotomie, die teilweise gleichzeitig Reosteosynthese ist, die stabile Versorgung mit Plattenverschraubung oder dickem Marknagel. — Offene Reosteosynthese mit dickem Marknagel bei erheblicher Achsenknickung beschreibt Bauder(1968). — Der Bericht des Unfallkrankenhauses Wien für 1926—1950 erfaßt unter 21 genagelten Pseudarthrosen und 31 Nagelversorgungen nach Osteotomien in jeder Gruppe je 3 Reosteosynthesefälle mit einwandfreier Ausheilung. — Witt hat in seiner Monographie (1952) die Marknagelung mit nicht wandschlüssigem Nagel nach voraufgegangener Versorgung mit Lane'scher Platte gezeigt. — Max Lange wies in seiner Operationslehre (1962) die Oberschenkelpseudarthrosenbehandlung vorwiegend noch der Spanverpflanzung zu; wenn jedoch ein Marknagel benutzt wurde, handelte es sich um einen dünnen Nagel, die Technik der Aufweitung der Markhöhle wurde noch nicht erwähnt, das eigentliche Reosteosyntheseproblem wurde nicht angesprochen. — Kasuistische Beiträge finden sich kurz erwähnt in den Arbeiten von Unger (1967) und Volk (1967).

Auch über *Reosteosynthesen am Schienbein* liegen erst aus jüngster Zeit Einzelberichte vor. — J. Rehn betont, bei Pseudarthrosenbildung mit noch liegendem Nagel genügten Entfernung des dünnen Nagels, Aufweitung der Markhöhle und Neuversorgung mit dickerem Nagel, sofern schon zuvor die Indikation zur Nagelung richtig gewesen sei. Ist dagegen die Markhöhle zu weit, verwendet Rehn (1968) die Plattenverschraubung, allerdings unter Einschaltung einer Wartezeit zwischen Nagelentfernung und Verplattung von 6—12 Wochen (tertiäre Reosteosynthese). — Spier (1968) teilt den Ersatz eines nach 5jähriger Liegezeit gebrochenen dünnen Marknagels durch einen dicken Marknagel mit. — Volk (1967) berichtet über einen nach konservativer, dann nach Marknagelung und Spananlagerung, dann auch nach Versorgung mit dickem Marknagel nicht ausgeheilten offenen Schienbeinbruch, der schließlich durch Druckplattenverschraubung geheilt wurde. — Zimmermann (1967) verzeichnet 4 Marknagelreosteosynthesen im Sinne der Auswechselung des dünnen gegen einen dicken Marknagel. — Sander und Staude (1968) haben mit Hilfe der 7-Loch-Druckplatte eine zuvor mit Rush-Pin versorgte Schienbeinschaftpseudarthrose innerhalb von 4 Monaten zur knöchernen Ausheilung gebracht.

3. Zustandsbilder und Eigenschaften nichtinfizierter Pseudarthrosen nach metallischen Osteosynthesen

Die verschiedenen Lokalisationen und Arten von Pseudarthrosen stellen der Therapie auch verschiedene Voraussetzungen gegenüber. Grundsätzlich stellen alle Pseudarthrosen sowohl anatomisch als auch pathophysiologisch etwas anderes dar als eine etwa nur nicht geheilte Fraktur.

Ein Unterschied ist bis zu einem gewissen Grade auch zu sehen zwischen der verzögerten Bruchheilung und der Pseudarthrose, wenngleich eine feste Grenze zumindest klinisch und röntgenologisch nicht zu bestimmen ist. Daß sie patho-physiologisch besteht, ist anzunehmen; denn die verzögerte Bruchheilung kann bei geeigneter Hilfe zur vollendeten Bruchheilung geführt werden, während die Pseudarthrose nur bei Änderung der anatomischen und/oder patho-physiologischen Bedingungen heilungsbereit wird.

Das Wesen der Pseudarthrose besteht u. a. darin, daß die Kontinuität des Knochens schon seit längerem aufgehoben ist, die Fragmente dementsprechend bereits längere Zeit aus ihrer funktionellen Korrelation entlassen und veränderte trophische Verhältnisse und Umbauvorgänge eingetreten sind. Im Gegensatz zur verzögerten Bruchheilung stellt die Pseudarthrose den Endzustand der fehlerhaften Bruchheilung mit fibröser oder knorpeliger Callusentwicklung und Erschöpfung oder Stillstand der regenerativen Heilungsvorgänge dar. Zu unterscheiden sind klinisch — neben der hier nicht zu besprechenden infizierten Pseudarthrose — drei Hauptformen:

1. Die atrophische oder avasculäre Pseudarthrose, die jede Knochenneubildung eingestellt hat. Sie ist oft schon an der konischen Form der Bruchenden, ferner an der Entkalkung zu erkennen. Freigelegt zeigt sie unregelmäßig begrenzte gefäßlose Knochenstrecken. Wegen ihrer Avascularität ist sie regenerationsschwach.

2. Die hypertrophische Pseudarthrose ist durch überschüssige, aber frustrane Knochenneubildung gekennzeichnet. Im Röntgenbild fällt die plumpe Verformung ebenso auf wie die Verdichtung, die jedoch nicht gefäßarme Sklerosierung bedeutet.

3. Die Defektpseudarthrose ist gekennzeichnet durch mehr oder weniger ausgedehnte Entfernung der Bruchstücke voneinander. Sie entsteht durch Sequestration, unmittelbaren traumatischen Knochenverlust oder durch die bei der Frakturbehandlung vorgenommene, als schädlich abzulehnende primäre Entsplitterung.

Während die atrophische und hypertrophische Pseudarthrose aufgrund pathologischer Vorgänge entstehen, beruht die Defektpseudarthrose auf einem wirklichen Substanzverlust, ohne dessen Ersatz sie nicht beseitigt werden kann.

Zu den allgemeinen Bedingungen des Vorzustandes der Pseuarthrose sind die Einwirkung muskulärer Biege-, Dreh- und Scherwirkungen zu rechnen. Der Ausfall der funktionellen Reize infolge Nichtbelastung muß zwangsläufig eine Änderung der Funktionsstruktur nach sich ziehen.

Muskelatrophie und Muskeluntätigkeit bedingen eine Stoffwechselstörung auch an der Pseudarthrosestelle selbst.

Das wesentliche Merkmal der Pseudarthrose ist jedoch die mechanische Unruhe zwischen den Fragmenten. Sie bedeutet eine elementare Störung der Bemühungen der Gewebe, die zur Knochenbildung notwendige Gefäßverbindung zwischen den Fragmenten wiederherzustellen.

Zu diesen allgemeinen Eigenschaften der nichtinfizierten Pseudarthrosen kommen als besondere Bedingungen diejenigen, die sich aus der Anwesenheit des jeweiligen Osteosynthesematerials ergeben. Untersuchungen darüber, welcher Art diese Bedingungen sind und um welche Bedingungen es sich überhaupt handelt, sind nicht bekannt. Es liegt auf der Hand, unterschiedliche Bedingungen bei verschiedenen Implantaten anzunehmen, da diese Implantate jeweils in einem eigentümlichen Verhältnis zum Knochen stehen. Sie können im einzelnen nur aus der klinischen Erfahrung abgeleitet werden; darüber hinaus stellt noch das Röntgenbild in beschränktem Umfange eine Erkenntnisquelle dar.

Bei dünnem Marknagel, der also den Markraum in dem einen Fragment oder auch in beiden Fragmenten nicht ausfüllt, ist der Raum zwischen Nagel und Knocheninnenwand zumeist durch ein knorpelhaftes Narbenbindegewebe ausgefüllt. Diesen Befund trifft man immer wieder

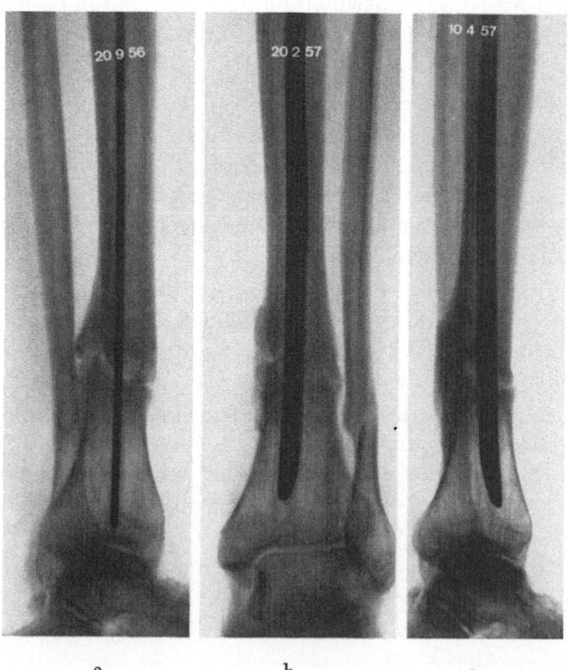

a   b   c

Abb. 1. (6053/T 9). a Hypertrophische Tibiaschaftpseudarthrose bei Markstiftung, 30 Wochen nach Unfall; b und c Trotz fehlender Wandschlüssigkeit Ausheilung über Marknagel infolge Abstützung desselben an innerem „Kragen" des hypertrophischen Knochengewebes. Zustand 3 bzw. 5 Monate nach Reosteosynthese

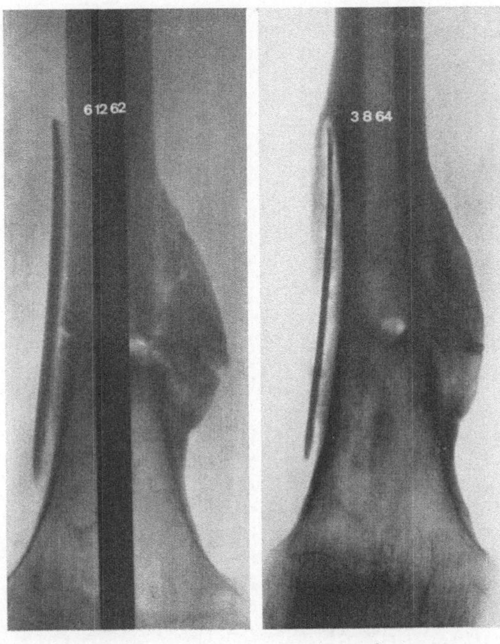

Abb. 2. (16572/F 18). a Femurschaftpseudarthrose im Zustand 8 Wochen nach Reosteosynthese mit Marknagel + Kieler Span; b Zustandsbefund 1 Jahr nach Marknagelentfernung. Ausheilung der Pseudarthrose. Kieler Span nicht eingebaut, sieht wie ausgelaugt aus, ist von einer Calluslade umrahmt

bei atrophischen Pseudarthrosen an, demgegenüber kann bei hypertrophischen Pseudarthrosen das Knochengewebe bis auf eine gewisse Strecke auch in der Markhöhle hypertrophisch entwickelt worden sein; dies hat, wenigstens in einem Teil der Fälle, zur Folge, daß der an sich nicht markwandschlüssige Nagel wie von einem Kragen eingemauert wird und so nachträglich eine Wandabstützung bekommt; dies ist vor allem bei Schienbeinpseudarthrosen zu beobachten (Abb. 1). Defektpseudarthrosen zeigen eine Ausfüllung des Zwischenraumes durch Narbenbindegewebe. Die Lage des dünnen Marknagels in der zu weiten Markhöhle scheint keine besondere Bedeutung zu haben; jedenfalls hat die Zentrizität ebensowenig wie die Exzentrizität im vorliegenden Untersuchungsgut besondere Verläufe zu Folge gehabt.

Ähnlich wie der dünne Marknagel verhält sich auch der Rush-Pin.

Die Drahtumschlingung steht im allgemeinen nicht in eigentlich unmittelbarer örtlicher Beziehung zur Pseudarthrose. Man findet sie dort lediglich, wenn kurze Schrägbrüche damit hatten versorgt werden sollen. In aller Regel gewinnt man sowohl im Röntgenbild als auch bei Freilegung des Knochens den Eindruck, daß die Drahtumschlingung, zumal wenn sie mehrfach angewandt worden ist, den Knochen geradezu erdrosselt hat. So handelt es sich bei den Knochenenden denn auch zumeist um atrophische Abschnitte.

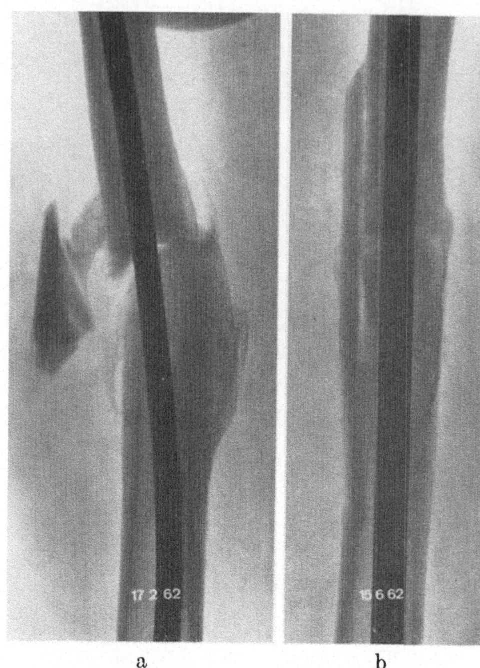

Abb. 3 (15714/F 6). a Atrophische Femurschaftspseudarthrose nach Biegungsbruch und Versorgung mit dünnem Marknagel; b Rascher Fortschritt in der knöchernen Durchbauung nach Versorgung mit dickerem Marknagel und Phemister-Span, Zustand 4 Monate nach Reosteosynthese; breitflächiger Anbau des Phemister-Spanes

Die voraufgegangene Verwendung eines — zumeist dünnen — Markimplantates gemeinsam mit Knochenspänen hat, je nach Spanart, sehr unterschiedliche Ergebnisse zur Folge. Die heterologen Kieler Späne findet man, wenn eine Reosteosynthese sich als notwendig erweist, zumeist mehr oder weniger unverändert, manchmal aber auch ausgelaugt vor in einer Bindegewebstasche, gelegentlich auch von Callus eingerahmt (Abb. 2). Diese Späne sind dann, ebenso wie Cialitspäne, echte Fremdkörper, die für die Weiterbehandlung der Pseudarthrose vollkommen wertlos sind und, um ihre Fremdkörperwirkung auszuschalten, vollständig entfernt werden müssen. Daß diese Späne häufig gebrochen sind, sei erwähnt. Die Knochenenden sind meist atrophisch.

Demgegenüber sind Eigenspäne (Phemister-Späne) in den meisten Fällen um- und eingebaut worden (Abb. 3). Hier handelt es sich, wenn der Einbau vollzogen ist, um wertvolles Gewebe, dem Knochenbildungseigenschaften bis zu dem Maße zugebilligt werden können, über das das Fragment selbst verfügt; daß auch der Eigenspan meist im atrophischen Zustand sich befindet, ist leicht erklärlich, wenn man sich vergegenwärtigt, wie die der Reosteosynthese bedürftigen Fälle beschaffen sind. Im hypertrophischen Zustand wird nämlich schon allein eine Eigenspananpflanzung in der Regel zur knöchernen Ausheilung führen, so daß eine metallische Reosteosynthese kaum noch in Frage kommt.

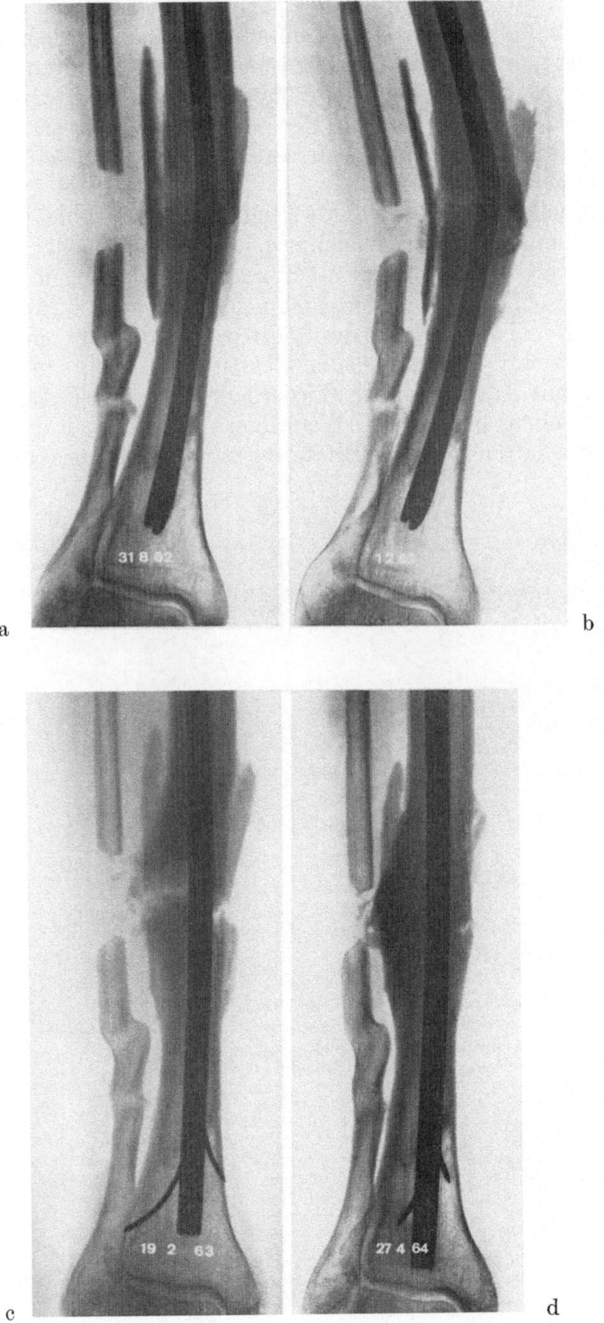

Abb. 4. (15922/T 15). a Hypertrophische Tibiaschaftpseudarthrose mit erheblichem
Valgusknick. Marknagel verbogen, Kieler Späne ohne Einfluß auf Pseudarthrosenheilung. Weitere konservative Behandlung zwecklos; b 5 Monate später Nagelbruch;
c und d Reosteosynthese mit Herzog-Nagel führt binnen 14 Monate (d) zur Pseud-
arthroseheilung; Kieler Späne jedoch nicht eingebaut

Diejenigen Fälle, in denen ein dünnes, allmählich verbogenes Markimplantat liegt, unterscheiden sich hinsichtlich der Qualität der Knochenenden nicht von atrophischen oder hypertrophischen Fragmentenden. Es ist aber zu beachten, daß die Reosteosynthese in diesen Fällen umgehend angezeigt ist, um einem jederzeit zu erwartenden Implantatbruch zuvorzukommen (Abb. 4).

Ein gebrochenes Markimplantat schafft nach den zahlenmäßig geringen Feststellungen des Untersuchungsgutes (1 Oberschenkel-, 6 Schienbein-Nägel) keine weitergehenden besonderen Bedingungen.

Der wandschlüssig in beiden Fragmenten liegende dicke Marknagel läßt in aller Regel das Problem der Reosteosynthese nicht entstehen, weil eine ungestörte knöcherne Ausheilung einzutreten pflegt. In Einzelfällen ist dennoch mit Ausbleiben der Wiederherstellung der knöchernen Einheit des Knochens zu rechnen. Wenn hierüber bezüglich der Knochengewebeeigenschaften gar keine Erfahrungen vorliegen, so ist dies dadurch

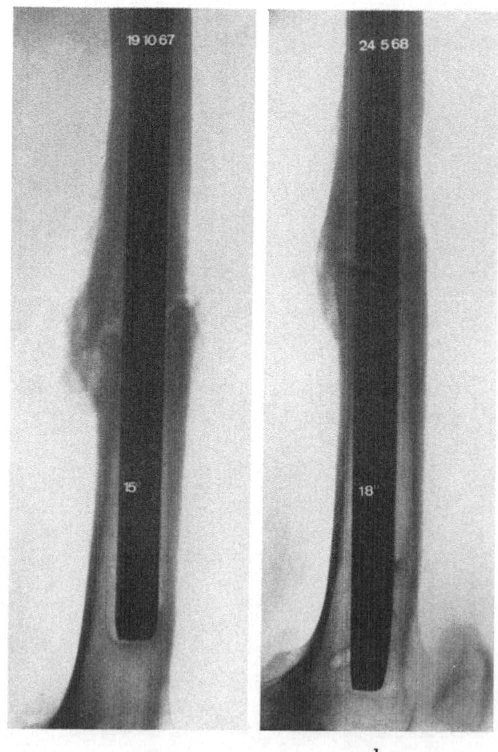

Abb. 5. (25068/F 34) a Versorgung eines Femurschaftbruches mit dickem Marknagel (15 mm), der jedoch zu kurz war, führte binnen 26 Wochen zur Bildung einer hypertrophischen Pseudarthrose; b Nach Reosteosynthese mit 18 mm starkem Nagel mit richtiger Längenwahl knöcherne Ausheilung binnen 7 Monaten

begründet, daß in diesen Fällen eine geschlossene Neuversorgung mit dickem Marknagel angezeigt ist und dabei eine klinische sichtmäßige Untersuchung des Knochengewebes und seiner Umgebung nicht möglich ist. Es kann vorweggenommen werden, daß in den wenigen einschlägigen Fällen die Neuversorgung mit noch dickerem Marknagel stets zur knöchernen Durchbauung führte, und dies in kurzer Zeit, so daß eine gute Knochenheilungspotenz unterstellt werden muß (Abb. 5). Die Ursache für die seltene Nichtheilung eines Knochenbruches über dickem Marknagel muß, da durch Reosteosynthese Heilung herbeigeführt werden kann, in einer noch vorhandenen, wenn auch nicht nachweisbaren Instabilität gesucht werden.

Eine etwas genauere Untersuchungsmöglichkeit ergibt sich in denjenigen Fällen, in denen die Reosteosynthese nach voraufgegangener Plattenverschraubung erforderlich wird. Hier findet man stets atrophische Fragmentenden, und zwar ohne Rücksicht darauf, ob eine Anlageplatten- oder eine Druckplattenverschraubung vorgenommen worden war. Ferner können mehr oder weniger ausgedehnte anaemische Knochenbezirke neben oder unter der Platte gefunden werden. Sie entziehen sich meist dem Nachweis im Röntgenbild (Abb. 6). Die Platte ist, wie auch in anderen Osteosynthesefällen, von einem sulzigen Gewebe über- und unterlagert. Ein vermehrtes Auftreten von Metallose ist in Fällen der Nichtheilung des Knochenbruches trotz Plattenosteosynthese nicht aufgefallen. Eine Metallose im Pseudarthrosespalt selbst konnte überhaupt nicht nachgewiesen werden.

Auffällig sind jedoch die histologischen Befunde entnommener Probestücke insoweit, als fast stets eine „unspezifische Osteomyelitis" vom Pathologen diagnostiziert wird, obwohl klinisch kein Entzündungs-, geschweige denn Infektionsbefund erhoben werden konnte; die insoweit nachgeprüften Fälle ergaben später reaktionslos einwandfreien Verlauf, ohne daß jemals eine blande oder bakterielle Entzündung hervorgetreten wäre.

Die Frage nach den Eigenschaften der Fragmente bei bestehender Osteosynthese zielt auch ab auf die Zulässigkeit der Anwendung eines anderen Osteosyntheseprinzips, d. h. Anwendung der Plattenverschraubung nach vorheriger Marknagelung oder umgekehrt. Untersuchungen hierzu liegen im Schrifttum nicht vor, doch wird — zumal von der Arbeitsgemeinschaft für Osteosynthesefragen — vor dem Wechsel des Prinzips jedenfalls insoweit gewarnt, als keine unmittelbare Reosteosynthese dieser Art vorgenommen werden soll. Soweit das hier untersuchte Patientengut einem solchen Prinzipwechsel unterworfen worden ist, haben sich jedoch grundsätzliche Schwierigkeiten nicht ergeben. Trotzdem muß die Warnung anerkannt werden, daß z. B. die Entfernung des Marknagels zugunsten einer Plattenverschraubung bedeutet, daß bestimmte Knochenabschnitte gleichzeitig von der endoossären wie von der periossären Gefäßversorgung abgetrennt werden. Im umgekehrten Falle dürfte in der Regel eine weitgehende periossäre Entblößung nicht notwendig sein. — Daß trotzdem die knöcherne Heilung nach der einen wie nach der anderen Art von Reosteosynthese in den beobachteten

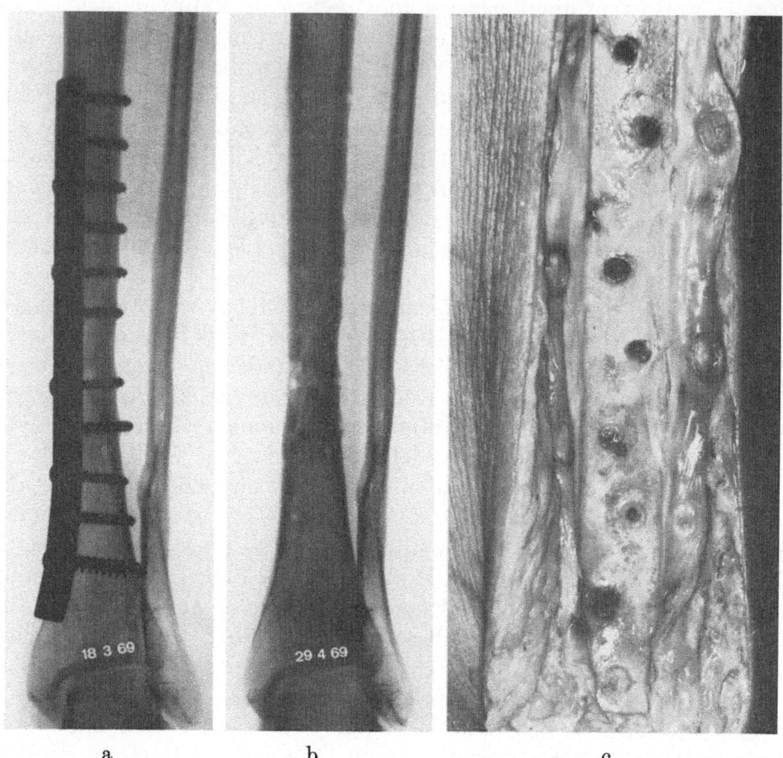

a   b   c

Abb. 6. (26654/T 39). a Zustand scheinbarer knöcherner Festigkeit und Strukturbildung des Schienbeinschaftes 9 Monate nach Reosteosynthese mit Plattenverschraubung + Spongiosaplastik; b Nach Plattenentfernung im Röntgenbild Stelle
der Spongiosaplastik noch zu sehen, aber kein anämischer Knochenbezirk erkennbar;
c Im Operationssitus anämischer Knochenbezirk dagegen gut dargestellt

Fällen eingetreten ist, muß damit erklärt werden, daß die Fragmente
offenbar für eine gewisse Zeit aus der Blutversorgung ausgeschaltet bleiben können, ohne zu sequestrieren. Diese Beobachtung deckt sich mit
jener, daß sowohl nach Frakturen als auch nach Pseudarthrosen größere,
aus der Versorgung während des Eingriffes notwendigerweise ausgeschal-
tete Knochenstücke anatomiegerecht eingesetzt werden können und
später wieder Anschluß an die Ernährung finden. Diese Knochenstücke
sind mit Sicherheit für eine gewisse Zeit aus dem Gefäßverbund ausgeschaltet, trotzdem werden sie, z. B. bei späterer Plattenentfernung, fest
im Knochenverband gefunden und sie weisen ordentliche Durchblutung
auf. Wenn die temporäre Nichternährung letzten Endes nicht dauerhaft
schädlich ist, dann darf auch der Wechsel von einem zum anderen Im-
plantatprinzip nicht grundsätzlich und irreparabel schädlich wirken.

4. Vorzustände anderer Reosteosynthesefälle (Osteotomiefälle)

Gegenüber den Pseudarthrosefällen sind die Osteotomiefälle in einer fast unwesentlichen Minderzahl (2 Ellen-, 3 Oberschenkel-Osteotomien). Bei dem angetroffenen Gewebe handelt es sich regelmäßig um funktionstüchtiges und in seiner Potenz nicht erkennbar gestörtes Knochengewebe. Eine Beeinträchtigung kann in einem nicht bekannten Maße in den Gewebeabschnitten bestehen, in denen bisher eine Platte auflag.

Für die Reosteosynthese nach Osteotomie mit Vor- und Nachversorgung durch Marknagel gelten diese Überlegungen überhaupt nicht, da der Marknagel wieder in das alte Bett gelegt wird.

Eine Besonderheit bieten diejenigen Fälle, in denen die geschlossene Osteotomie mittels der Markraumsäge nach Küntscher vorgenommen wird (3 Fälle). In Betracht kommen vornehmlich solche, bei denen eine Drehfehlstellung besteht, welche sich mittels der intramedullären Osteotomie und der Neuversorgung mit dickem Marknagel leicht und elegant beseitigen läßt. Die Osteotomie trifft ebenfalls auf biologisch potentes Knochengewebe. — Muß eine Drehosteotomie bei schon vorher liegendem Marknagel offen durchgeführt werden, weil eine so starke Callusmanschette besteht, daß die Markraumsäge diese nicht vollständig teilen kann, so wird ebenfalls hochpotentes Gewebe angetroffen, das für die Reosteosynthese ideale Vorbedingungen abgibt.

5. Prinzipien der Reosteosynthese

Grundsätzlich bedient sich die Reosteosynthese gleicher Mittel wie die Osteosynthese zur Fraktur- oder Pseudarthrosenbehandlung. Ein Unterschied, der sich aus dem besonderen Vorzustand einer schon einmal stattgefundenen Osteosynthese herleiten ließe, besteht nicht. Zur Reosteosynthese sind nur solche Verfahren tauglich, die ohne zusätzliche Maßnahmen zu dem Ziel der Wiederherstellung der Form und der Funktion des geschädigten Knochens unter Berücksichtigung der Gesamtfunktion der geschädigten Gliedmaße führen. Daher kommen nur solche Verfahren in Betracht, die die notwendige absolute Bewegungsruhe zwischen den Fragmenten gewährleisten und entweder die vorhandene ossogene Potenz schützen und fördern, oder, wo diese nicht oder nicht genügend vorhanden ist, zusätzlich mitbringen.

Die modernen Verfahren der unmittelbaren intra- oder extramedullären knöchernen Fixation sollen stabile Osteosynthesen schaffen und somit die Fragmente in anatomiegerechter bzw. funktionell günstiger Stellung dauerhaft — das bedeutet bis zur Herstellung der Eigenfestigkeit des Knochens — vereinigen. Die absolute Ruhigstellung ermöglicht ungestörte knöcherne Regeneration. Technisches Prinzip ist die Ausschaltung aller Zug-, Biege- und Scherkräfte, so daß die Osteogenese in einem schädlichen Kräften gegenüber mechanisch neutralen Feld vor sich gehen kann. Bis zur Herstellung der modernen Instrumentarien bediente man sich anderer Mittel zur Reosteosynthese, wie auch aus dem zugrundeliegenden Untersuchungsgut hervorgeht. Im wesentlichen handelte und handelt es sich um folgende Möglichkeiten:

a) Dünner Marknagel

Der 1940 von Küntscher in die Therapie eingeführte Marknagel hatte eine Stärke, die wesentlich unter der der engsten Markraumweite lag, damit dieser Nagel glatt eingeschlagen werden konnte; das Prinzip der Ausfräsung der Markhöhle entwickelte Küntscher erst wesentlich später (ab 1951). Die wesentliche Eigenschaft des dünnen Marknagels besteht darin, daß er an keiner Stelle des Markraumes eine mehr als die halbe Circumferenz betreffende Wandschlüssigkeit aufweist. Daher ist der dünne Marknagel zur Stabilisierung weder einer Fraktur noch einer Pseudarthrose geeignet. Er hat nur noch historisches Interesse.

b) Rush-Pin

Der Rush-Pin ist nicht, wie der Marknagel, elastisch, sondern rigide. Er verklemmt sich mit der Markhöhlenwand nicht in der Circumferenz, sondern im Dreipunkt-System, womit jedoch eine Stabilität nicht erreicht werden kann. Für die Pseudarthrosenbehandlung besitzt der Rush-Pin nur noch historisches Interesse.

c) Drahtumschlingung

Sie stellt eigentlich kein „Prinzip" dar, weil die Mechanik des Bruches und der Pseudarthrose und die Mechanik der Drahtumschlingung miteinander unvereinbar sind. Dennoch genoß die Drahtumschlingung früher eine weite Verbreitung und man trifft sie auch heute in der Frakturbehandlung gelegentlich noch an; ihre Benutzer lassen sich von der augenblicklichen (Schein-) Festigkeit der Fraktur täuschen und berücksichtigen nicht die knochenbiologische verderbliche Schlingenwirkung.

Lange Zeit war die Befestigung von Knochenspänen mit Drahtumschlingungen die einzige Möglichkeit zur Fixation des knöchernen Implantats. Die Ruhigstellung wurde in diesen Fällen jedoch nicht durch die Verbindung des Implantats und der Fragmente mit den Drahtumschlingungen bewerkstelligt, sondern durch ausgedehnte Gipsverbände! Die zweifellos großen Erfolge, die in der Pseudarthrosenbehandlung — über Reosteosynthesen ist in diesem Zusammenhang nie berichtet worden — erzielt wurden, beruhen also nicht auf der Fixation durch Drahtumschlingungen, sondern sind diesen zum Trotz eingetreten.

Daß die Drahtumschlingung an sich zur Pseudarthrosenbehandlung und somit auch zur Reosteosynthese völlig untauglich ist, ergibt sich allein aus der Tatsache, daß sie schon ein der Biologie der Frakturheilung zuwiderlaufendes Vorgehen darstellt (Schink, 1969).

d) Markimplantat + Knochenspäne verschiedener Herkunft

Auch die Reosteosynthese mit Marknägeln, zumeist dünnen, unter gleichzeitiger Anlagerung von Knochenspänen (Kieler Span, Cialitspan) stellt nicht eigentlich ein Reosteosyntheseprinzip dar, da weder das nicht wandschlüssige Markimplantat eine Stabilisierung genügenden Grades herbeiführen kann, noch die heterologen Knochenspäne eine ossogene Potenz besitzen. Auch diesbezüglich muß davon ausgegangen werden, daß erst die langdauernde äußere Ruhigstellung die in zahlreichen Fällen erreichte knöcherne Ausheilung bewirkte.

Dagegen stellten die Pseudarthrosenbehandlungen und Reosteosynthesen mit, wenn auch nicht wandschlüssigem, Marknagel und Anlagerung eines Eigenknochenspanes nach dem Vorschlag von Phemister eine echte Reosteosynthese dar, da der Eigenknochenspan ossogene Potenz besitzt. Zwar gilt für ihn wie für den heterologen Knochenspan, daß nicht nur der Span, sondern auch das ersatzschwache oder ersatzstarke Lager wesentlich für das Verhalten und die Leistung des Knochenspanes ist; doch sind dem Eigenknochenspan grundsätzlich ossogene Potenzen eigen, die dem heterologen Span völlig fehlen, die dieser ferner nicht erwerben und somit auch nicht wirksam werden lassen kann.

Zur Spanplastik nach Phemister (1947) ist zusätzlich zu sagen, daß sie durch den Verzicht auf die Eröffnung der Pseudarthrose das operative Vorgehen wesentlich vereinfachte und auch die Marknagelung nach der von Küntscher gegebenen Vorschrift der Nichteröffnung der Pseudarthrose ermöglichte. Im Unfallkrankenhaus Murnau ist die Phemister-Span-Plastik 198mal bei aseptischen und infizierten Schaftpseudarthrosen angewandt worden, in 182 Fällen wurde knöcherne Ausheilung erreicht; allerdings sind vielfach langdauernde Ruhigstellung mit ihren ungünstigen Folgen und in manchen Fällen funktionell nicht günstige Fehlstellungen in Kauf genommen worden. Unter den genannten 198 Fällen finden sich 130 mit Marknagelung verbundene. Diese Zahlen aus einem „schwierigen" Krankengut beweisen den Wert des Verfahrens, auch wenn es heute zugunsten anderer verlassen worden ist.

Die gemeinsame Verwendung eines Markimplantats mit autologer Spongiosa wird auch heute noch vorgenommen, wenn es wünschenswert ist, die Vorteile der stabilen Osteosynthese mittels dicken Marknagels mit denen des hochwertigen autologen Knochengewebes zu verbinden. — Die Verbindung des nicht wandschlüssigen Marknagels mit der Spongiosaanpflanzung kommt nicht in Betracht, da die Erhaltung der Lebensfähigkeit der Spongiosa von der mechanischen Ruhe abhängt, welche aber vom dünnen Marknagel nicht vermittelt werden kann.

e) Dicker Marknagel nach Aufbohrung

Küntscher hat sein 1940 bekanntgegebenes Verfahren der Marknagelung zur Behandlung der Röhrenknochenbrüche später (ab 1951) durch die Markraumaufbohrung für die Pseudarthrosenbehandlung ausgebaut. Sinn dieser Aufbohrung ist, ein einheitlich weites Markhöhlenrohr herzustellen, welchem der ebenso starke, im Profil kleeblattförmige Marknagel auf eine genügend lange Strecke in beiden Fragmenten verklemmend fest eingepaßt werden kann (Abb. 7). Die Marknagelung soll so stabil sein, daß sie gestattet, unmittelbar nach der Operation mit der Übungsbehandlung zu beginnen. Eine zusätzliche Fixation im Gipsverband soll und darf nicht nötig sein, wenn die Marknagelung richtig ausgeführt wurde. Der dicke, wandschlüssige Marknagel erfüllt am besten alle Anforderungen, die an die Reosteosynthese gestellt werden: Neben der biopotenzierenden Wirkung des Eingriffs (Küntscher) verschafft er dem Knochen die ver-

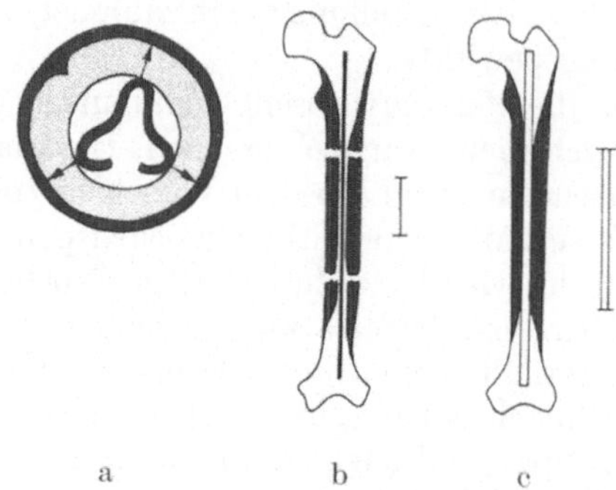

Abb. 7 a—c. Schema zur Marknagelverklemmung im Röhrenknochen: a Im gleichmäßig aufgeweiteten Markrohr verklemmt sich der kleeblattförmige Marknagel ver-
möge seiner Eigenspannung mit der Innenwand des Knochenrohres; b Im nicht
aufgeweiteten Markrohr kann nur ein dünner Nagel Platz finden, er ist nur auf
kurzer Strecke markwandschlüssig, kann daher das unterbrochene Knochenrohr
nicht stabilisieren; c Das aufgeweitete Markrohr kann einen dicken Nagel aufneh-
men und auf einer langen Strecke sich mit dem Markrohr verklemmen (Aus Probst,
1969)

lorengegangene Festigkeit zurück, er schont den Periost- und Weichteilmantel, er ermöglicht die unmittelbare Wiederingebrauchnahme der
Gliedmaßenfunktion!

Bei der Reosteosynthese ist zu beachten, daß auch das Marknagellager
sich allmählich erweitert, so daß sich der zunächst fest verklemmte Nagel
lockert. Je dicker der Nagel ist, desto größer ist die „Auflage"-Fläche,
desto länger wird die elastische Verklemmung halten, desto mehr Zeit
hat infolgedessen auch der Knochen, um aus eigener Kraft die Pseudarthrose zu durchbauen. Die Stärke des Nagels ist daher bei einer Reosteosynthese stets größer zu wählen als bei der Frakturbehandlung.
Nagelstärken zwischen 17 und 21 mm sind die Regel bei der Versorgung
von Oberschenkelpseudarthrosen.

Der dicke Marknagel ist auch das Reosteosyntheseinstrument in denjenigen Fällen, in denen die Auswechselung eines dünneren gegen einen
dickeren Marknagel mit einer Drehosteotomie oder sonstigen Umstellungsosteotomie verbunden wird. Dies gilt insbesondere für diejenigen
Fälle, in denen eine geschlossene Osteotomie mit Hilfe der Markraumsäge
nach Küntscher durchgeführt wird. Die geschlossene Osteotomie besitzt
gegenüber der offenen den Vorzug der Nichteröffnung der Osteotomiestelle und somit den der Schonung von Periost und Weichteilmantel.

f) Plattenverschraubung nach den Prinzipien der AO

Die Osteosynthese mit extraossär angelegten Platten, die um die Jahr-
hundertwende schon die Brüder Lambotte (1890, 1907) angegeben und

Fritz König (1902) geübt hatten, griff 1949 Danis auf. Die Arbeitsgemeinschaft für Osteosynthesefragen entwickelte sie in methodischer wie in materialmäßiger Beziehung für die Frakturbehandlung weiter. Erst später haben Plattenverschraubung und Druckplattenverschraubung auch die Möglichkeiten der operativen Pseudarthrosenbehandlung nochmals erweitert und insbesondere Gelegenheit gegeben, schlecht stehende, Spiral- und Stückbruchpseudarthrosen sowie Defektpseudarthrosen anatomisch exakt einzurichten und ruhigzustellen, dabei die bei Marknagelung gelegentlich auftretende Drehmöglichkeit auszuschalten. Vom Marknagel unterscheidet sich die Plattenverschraubung unter anderem dadurch, daß sie nur ein Feststeller, nicht jedoch ein vollkommener Kraftträger wie der Marknagel ist. Andererseits ist die Stabilität, die eine ordnungsgemäß angebrachte Plattenverschraubung verleiht, mechanisch und auch im Hinblick auf den Zeitablauf sowie im Hinblick auf den während dieses Zeitablaufes eintretenden Knochenumbau so groß, daß in aller Regel ohne Belastung der Gliedmaße alle Übungsbehandlungsmaßnahmen für Gelenke, Muskulatur, Gefäß- und Nerventraining ausgeführt werden können (s. Kap. I/14, S. 36ff.). Jede äußere Ruhigstellung ist unnötig. Die Anwendung als Druckplatte gestattet darüber hinaus, eine mechanisch und biologisch wirksame Kompression auf die Fragmentenden auszuüben. Plattenverschraubung und Druckplattenverschraubung unterscheiden sich lediglich durch die Anwendung der Kompression, die bestimmte Formverhältnisse an der Pseudarthrosestelle zur Voraussetzung hat oder dort angewandt werden kann, wo eine unter Spannung stehende Achsenknickung im Sinne des Zuggurtungsprinzips (Anlage der Platte ist stets auf der konvexen Seite notwendig!) der Osteosynthese unterzogen werden muß. Von der Gewebebeschaffenheit her kann eine hypertrophische Pseudarthrose stets, eine atrophische Pseudarthrose dagegen meist nicht der Druckplattenverschraubung unterzogen werden.

Da bei einer Plattenverschraubung nicht eigentlich die Platte die Stabilität trägt, sondern die Tragfähigkeit der Osteosynthese im ganzen von der Tragkraft und Widerstandsfähigkeit des Knochens gegenüber den Gewindegängen der Schrauben abhängt, muß für eine genügend große Verteilung der Last auf die Schrauben gesorgt werden; *dies* erfolgt durch die Länge der Platte. Bei hypertrophischem Knochengewebe kann daher die Schraubenzahl geringer sein als bei atrophischem Knochen. Ebenso sind fehlstellungsbedingte und muskelbedingte Biegungsbeanspruchungen zu berücksichtigen. Eine Reosteosynthese, die auf der einen Seite der Pseudarthrose nur mit zwei Schrauben verankert ist, ist im allgemeinen nicht genügend tragfähig (Abb. 8).

Die Plattenverschraubung gestattet auch in bester Weise, Spongiosa, die man aus dem Trochanter major, dem Schienbeinkopf oder dem Beckenkamm entnimmt, in günstiger Lage anzupflanzen. Das ist auch bei Druckplattenosteosynthesen möglich, da insoweit ein Unterschied zwischen einfacher Plattenverschraubung und Druckplattenverschraubung nicht besteht. Die Wahl der Länge der Platte hängt im allgemeinen von der anatomischen Situation einerseits und dem Erfordernis einer genügend ausgiebigen Schraubenverankerung andererseits ab. Die Stärke

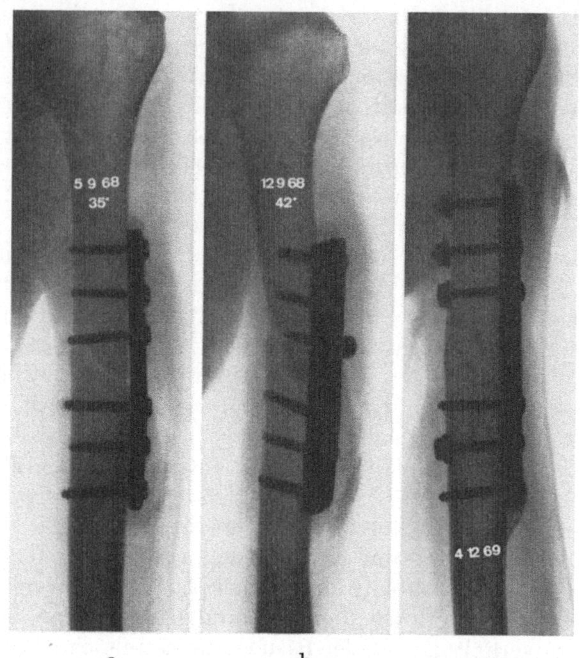

a   b   c

Abb. 8. (27704/H 21). a 35 Tage alte, zu diesem Zeitpunkt jedoch schon nicht mehr
voll stabile Plattenosteosynthese eines Oberarmschaftquerbruches, Callusumwöl-
kung der Plattenenden erkennbar; b 7 Tage später bricht die Platte aus dem proximalen Fragment aus; c Reosteosynthese am selben Ort, Sicherung durch Gegenmuttern (Zustand 15 Monate nach Reosteosynthese, Patient hat bereits wieder Golf
gespielt, Befund vor Plattenentfernung)

der Platte soll so kräftig sein, daß geringe Fehlstellungen und Muskelkräfte
sie nicht verbiegen können. Daher wird zur Reosteosynthese im allgemeinen am Oberarm, Oberschenkel und Schienbein die Normalplatte zu
verwenden sein, an den Unterarmknochen die schmale Vollplatte oder,
wenn rasche Heilung erwartet werden kann, die Rinnenplatte. Am
Schlüsselbein kommen schmale Vollplatte oder Rinnenplatte in Betracht.

g) Fixation mit äußeren Spannern

Dieses Behandlungsprinzip, das sich bei infizierten Pseudarthrosen
uns sehr bewährt hat, wurde im Unfallkrankenhaus Murnau zur Reosteosynthese einer nicht infizierten Schaftpseudarthrose bisher nicht angewandt, weil sich die Indikation hierzu nicht ergab.

6. Beziehungen zwischen Osteosynthesestabilität und Pseudarthrose

Die Ursachen der Pseudarthrosenentstehung interessieren hier nicht
unmittelbar. Interposition und Distraktion, freigesetzte Zug- und Scherwirkungen, die Sperrwirkung des Begleitknochens, die häufig nicht er-

kannte mechanische Störung durch die Schrumpfung der Membrana interossea des Unterarmes, Biegungskräfte in der Nähe eines versteiften Gelenkes, die Ausschaltung der gebrochenen Knochenstelle aus dem funktionellen Verband mit daraus folgendem Verlust der funktionellen Reize, ferner die innergeweblichen Bedingungen sind Eigentümlichkeiten, die jeder Pseudarthrose zukommen und nicht nur auf die schon einer Osteosynthese unterworfenen Frakturen/Pseudarthrosen beschränkt sind.

Für die Betrachtung der Pseudarthrose als Ergebnis einer pathologischen Heilung ist es jedoch wesentlich, diese Bedingungen zu kennen, um sie bei der Reosteosynthese auszuschalten. Die Möglichkeit zur Ausschaltung der Schädlichkeiten ist gegeben hinsichtlich der Instabilität; deswegen interessiert deren Bedeutung für die Entstehung und Unterhaltung der Pseudarthrose besonders. Dazu muß vorausgeschickt werden, daß pathologisch-anatomisch-histologische Untersuchungsergebnisse über den Heilungsvorgang der einer Reosteosynthese unterworfenen Pseudarthrose nicht vorliegen, sondern lediglich klinische Beobachtungen gegeben sind, die stets darauf hinauslaufen, daß die Herstellung der mechanischen Ruhe die knöcherne Heilung der Pseudarthrose erlaubt, sofern die biologische Regenerationskraft der Knochenenden gegeben ist.

Die Beobachtung, daß auch langdauernd bestehende hypertrophische Pseudarthrosen nach Herstellung regelrechter Achsenverhältnisse und stabiler Osteosynthese ohne zusätzliche Maßnahmen knöchern ausheilen, und daß atrophische Pseudarthrosen nach Herstellung einwandfreier mechanischer Verhältnisse und Einbringung knochenbildungsfähigen Spongiosagewebes ebenfalls auszuheilen vermögen, spricht dafür, daß das Pseudarthrosengewebe und die Knochenenden auch längere Zeit nach abgeschlossener Bildung einer Pseudarthrose heilungsbereit bleiben, jedoch die mechanische Unruhe in diesen Gewebezonen die knöcherne Überbrückung von einem Fragment zum anderen durch fortwährende Gewebeschädigung verhindert. Die notwendige Folgerung hieraus kann nur lauten, regelrechte anatomische Verhältnisse herzustellen und mechanisch zu sichern. Auch nach den neuesten Darstellungen von Schink muß die Hauptursache für Entstehung und Unterhaltung der Pseudarthrose in mechanisch-statischen Fehlern gesucht werden.

7. Statisch-mechanische Beanspruchung des Osteosynthesematerials

Die bei der Frakturen- und Pseudarthrosenbehandlung eindeutig im Vordergrund stehende Frage der Stabilität erheischt auch eine Beschäftigung mit der Frage, was das einzelne Osteosynthesesystem zu leisten vermag, d. h. wie es beansprucht wird.

Um stabil, d. h. belastbar wie ein ungebrochener Knochen zu sein, muß die Osteosynthese selbst drei Voraussetzungen erfüllen:

1. Das Osteosynthesesystem (innerer oder angelegter Kraftträger) muß selbsttragend sein, also die Einheit des Knochenrohres gewährleisten, d. h. „leihen".

2*

2. Die Verbindung Knochen — Osteosynthesesystem selbst muß gegen Verschiebung, Verbiegung und Verdrehung, soweit sie aus physiologischer Belastung resultieren, absolut widerstandsfest sein.

3. Eine kurzfristige, augenblickliche (rechnerische!) Überlastung des Systems muß elastisch abgefangen werden können, d.h. die durch Osteosynthese verbundenen Fragmente müssen nach Aufhören der Belastung wieder in ihre Ausgangslage zurückgehen.

In einer Reihe von physikalisch-statischen Versuchen haben Maurath u. Mitarb. (1961—1965, 1968) nachgewiesen, daß diesen Stabilitätsforderungen nur der wandschlüssige Marknagel und die mit genügender Verankerung befestigte angelegte Platte entsprechen. Alle übrigen Osteosyntheseverfahren — der Rush-Pin, der nicht wandschlüssige Marknagel, die Drahtumschlingung — können physikalischer Gesetzmäßigkeit wegen diese Forderungen nicht erfüllen; dies ist ohne weiteres und ohne mathematische Berechnung einleuchtend, wenn man sich das „Prinzip" des an keiner Stelle in der Markhöhle abgestützten dünnen Marknagels vorstellt. Auch die bloße Schrauben-Osteosynthese entspricht den gestellten Forderungen nicht, ihre physikalisch-statische Berechnung ist jedoch sehr schwierig.

Zu den einzelnen Belastungsrichtungen, die von der Osteosynthese zu verarbeiten sind, ist folgendes zu sagen:

Die *Druckeinwirkung* ist in jedem Falle bei Marknagelung statisch irrelevant, da eine Beanspruchung des Implantats überhaupt nicht eintritt; freilich wird der genaue axiale Druckverlauf nur mathematisch vorstellbar sein, eine zusätzliche Scherwirkung ist selbstverständlich vorhanden (s. u.). Die Stabilität des gesunden Röhrenknochens beruht nicht nur in seinem knöchernen Gerüst, sondern in der Selbstverspannung mit der Muskulatur im Sinne einer Zuggurtung (Pauwels, 1950). Auch für die Osteosynthese mit Plattenverschraubung ist der axiale Druck auf das Knochenrohr irrelevant, da das Knochenrohr an der Grenze der Fragmente jede Belastung selbst trägt. — Bei der Zugwirkung hängt die Stabilität des Marknagels von der Reibungskraft in jedem Fragment ab. Die Größe der Reibungskraft hängt nicht nur vom Reibungskoeffizienten an einer jeweiligen Stelle des inneren Knochenrohres ab, sondern auch von der Länge der Reibungshaftung in beiden Fragmenten, d.h. der „Reibungsfläche". Diese berechenbare Größe findet empirisch ihren Ausdruck in der Forderung, den Marknagel in beiden Fragmenten „auf eine genügende Strecke" *wandschlüssig* sein zu lassen. Die *Zugbeanspruchung der Plattenverschraubung* führt in jedem Falle, d.h. bei einfacher wie bei Druckplattenverschraubung, zur Ausbildung eines Biegemomentes, dessen Auswirkung jedoch mit der Zunahme der festen und möglichst gleichmäßigen Verankerung durch die Verschraubung geringer wird.

Die *Beanspruchung auf Drehung* ist beim wandschlüssigen Marknagel wiederum abhängig von der Reibungs*haft* = Reibungs*kraft*. Mit der Vergrößerung des Nagelumfanges wächst die Reibungskraft. — Bei der Plattenverschraubung tritt unter der Torsionsbeanspruchung eine Schubspannung auf, die im allgemeinen die Grenzwerte nicht erreicht. Ob die

Torsion sich klinisch auswirkt, hängt dagegen von der Kraft ab, die sich auf die Gewinde, in denen die Befestigungsschrauben sich befinden, auswirkt.

Beanspruchung auf Verbiegung: Die Marknagelung setzt der Biegebeanspruchung die Elastizität entgegen, so daß mit einer Verbiegung erst dann zu rechnen ist, wenn die Fließgrenze durch die Verbiegung überschritten wird. — Gleiches gilt für die Biegebeanspruchung der Platte. Dabei ist zu berücksichtigen, daß die Elastizität der Platte auf das Trägheitsmoment des um den Lochquerschnitt verkleinerten Querschnittes zu beziehen ist! Nach mathematischer Berechnung sind aber schwächer als die Platte in ihrem geringsten Querschnitt die Hälse der Schraubenköpfe, so daß bei entsprechender Richtung der angreifenden Biegegewalt der Schraubenkopf eher abreißen muß, als die Platte bricht. Daß diese Berechnungen, die im einzelnen von Maurath u. Mitarb. durchgeführt worden sind, dort nicht zutreffen, wo eine Vorverformung der Platte zwecks Anmodellierung an die Knochenoberfläche vorgenommen worden ist, versteht sich von selbst.

Dies führt auf die Frage der im Osteosynthesematerial vorhandenen Spannungen. In der operationstechnischen Anwendung sind die Zugfestigkeit oder Zerreißspannung und die Fließgrenze oder Fließspannung als wichtig zu berücksichtigen. Ersteres ist die Spannung, bei der das belastete Implantat bricht, letzteres die Spannung, bei der die Elastizität „zerstört" ist, also eine Rückkehr zur vorgegebenen Form nicht mehr stattfindet. — Eine wiederholte Überschreitung der Fließgrenze führt ebenfalls zum Bruch. — Dauerndes Hin- und Herbiegen — sie werden bei der Modellierung der Platte gelegentlich unzulässigerweise vorgenommen! — führen zum Bruch des Implantats schon bei geringer Zugfestigkeitsbeanspruchung, bei der sonst das Material nicht zu brechen pflegt.

Während die stabile Osteosynthese mit dem dicken Marknagel eine unmittelbare Funktion aus der Haftung zwischen Knochenrohr und Nagel ist, damit auch bereits im Augenblick der Osteosynthese die mechanisch-statischen Bedingungen endgültig gesetzt sind, handelt es sich bei der äußeren Osteosynthese durch Plattenverschraubung nicht um ein System mit dieser Endgültigkeit, da die eigentliche Verbindung zwischen den Fragmenten auf der Tragfähigkeit der Summe der Schrauben beruht; die Platte ist nur Mittler. Das wird im folgenden 8. Abschnitt näher besprochen.

Die Beanspruchbarkeit des Osteosynthesematerials setzt voraus, daß dieses selbst gewisse gleichmäßige Eigenschaften besitzt, für deren Erhaltung bestimmte metallurgische Voraussetzungen erforderlich sind. Schuster (1970) hat neuerdings anhand einer Analyse aus 38 Osteosynthese-Implantaten nachgewiesen, daß die chemischen, mechanischen, physikalischen und technologischen Voraussetzungen der DIN 17440 keineswegs stets gegeben sind. Härtemessungen ergaben durchwegs zu hohe Werte, zurückzuführen auf Kaltverformungen, die die Korrosionsbeständigkeit schädigen.

8. Beziehungen zwischen Körpergeweben und Implantat

a) Der Einbau der Osteosyntheseschrauben

Die klinische Erfahrung hat gelehrt, daß die zur Schraubenosteosynthese verwendeten Metallschrauben nach Vorbereitung des Knochenlagers durch Gewindeschneidung im allgemeinen eine lange Haftungsdauer finden. Ferner hat die klinische Erfahrung ergeben, daß bei Heilung der Fraktur oder der Pseudarthrose auch bei der Entfernung der Schrauben ein fester Sitz noch nachgewiesen werden kann. Dieser feste Sitz ist aber nicht das unmittelbare Ergebnis der mechanischen Verbindung von Schraube und Knochen. Vielmehr sind hieran Umbauvorgänge des Knochens beteiligt. Primär ist ein 100%iger flächenmäßiger Kontakt zwischen Gewindeoberfläche und Schraubenoberfläche nicht vorhanden; auch haben die Knochengewindegänge keine Spitzen, sondern sind flach angeschnitten (Puls, 1968). Bei festem Sitz der Schrauben kommt es binnen 4 Wochen zur Knochenbildung im Zwischenraum zwischen Knochengewinde und Schraubengewinde, in einer zweiten Phase zu einer beanspruchungsgerechten, durch Lamellenknochen gebildeten Knochenstruktur (Wagner, 1963). Bei mechanischer Unruhe im Schraubenlager tritt dagegen eine Osteolyse ein, so daß eine Fibrose des Schraubenlagers folgen muß. — Die Funktion der Schrauben und der Schraubenlager wird schließlich dadurch gekennzeichnet, daß die Schraubenlagerbildung des Knochens nicht nur auf die Knochenrinden beschränkt bleibt, sondern sich in den Markraum hinein fortsetzt (Puls, 1968). So kann die funktionelle Einheit von Schraube und Schraubenlager schließlich eine größere Traglast übernehmen, als es nach dem zu errechnenden Flächenverhältnis innerhalb der Rindenschichten zu erwarten wäre.

b) Die Metallose

Metallose ist als örtlicher Gewebeschaden mit und infolge von Metallablagerungen definiert. In einer eigenen, nicht auf Reosteosynthesen bezogenen Untersuchungsreihe gemeinsam mit von Lüdinghausen und Meister (1969) wurden Gewebsreaktionen, Metallinsudation und Metallablagerungen um die Implantate (AO-Instrumentarium der Firma Synthes) untersucht. Es handelt sich um V4A-Stahl (Typ AISI 316) mit den Bestandteilen Chrom (17,5%), Nickel (12%), Molybdän (2,5%), Mangan und Silizium (3%), Kohlenstoff (0,06%) und Eisen. Gewebsproben für die histologische Untersuchung wurden entnommen vom Plattenbett, vom Plattenmantel und aus den Schraubenkanälen. Metallose wurde in 49 von 50 Fällen gefunden! Auffällig war, daß sich parallel zur Vermehrung von Metallteilchen eine gesteigerte entzündliche Reaktion im zellreichen Granulationsgewebe fand. Dabei war auch das Mantelgewebe zwischen Platte und Knochenrinde bis zu 0,6 cm verbreitert. Unmittelbar an der Platte lagen unregelmäßige Strukturen mit meist feinen Berliner-Blau-positiven Granula, und Fibrin und Entzündungszellen als Zeichen gesteigerter Auseinandersetzung zwischen Metallen und Geweben. Bei gesteigerter Metallose gleichen die reaktiven Prozesse den feingeweblichen

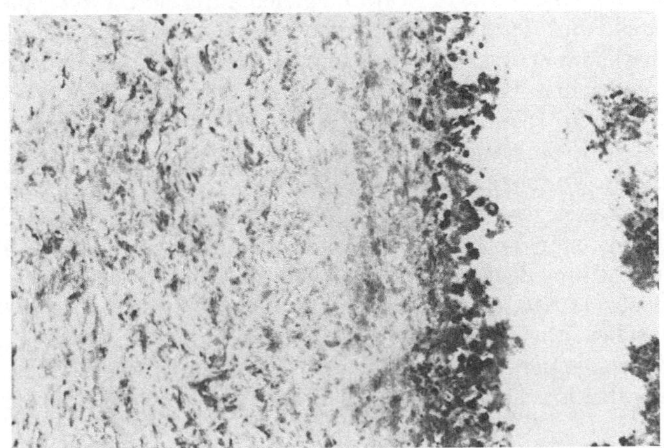

Abb. 9. Metallose nach Plattenosteosynthese bei 62 Jahre altem Mann. 6 Monate postoperativ ohne Beschwerden. Deutliche metallische Ablagerungen in einer breiten Zone von Granulationsgewebe mit oberflächlichem Fibrinbelag. HE, 120x

Veränderungen einer bakteriell infizierten Osteosynthese (Abb. 9). Entsprechende Veränderungen werden auch in den Bohrlöchern gesehen. Berliner-Blau-positive Granula fanden sich nicht nur in Entzündungszellen, sondern auch als Insudation im Fasergewebe und in den Fettzellen. Darüber hinaus wurden gespeicherte Metallgranula in Osteoblasten und Chrondrozyten und fein verteilt in frisch gebildetem Osteoid, aber auch in bereits mineralisierter Interzellularsubstanz des Knochens gesehen (Abb. 10). Insgesamt ergab sich der Eindruck, daß Stärkegrad der

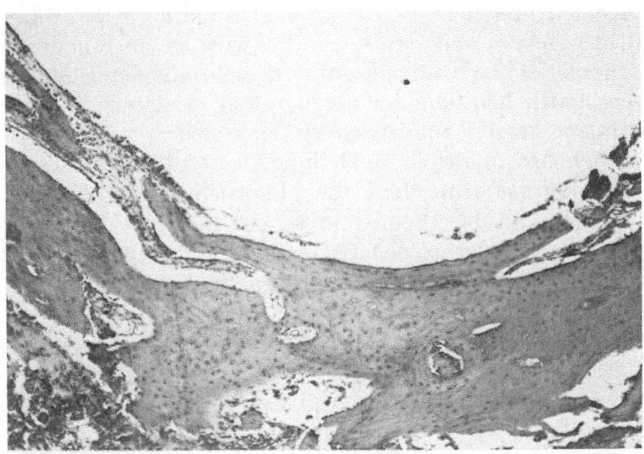

Abb. 10. Metallose nach Plattenosteosynthese bei 15 Jahre altem Mädchen. 11 Monate postoperativ mit einzelnen gelockerten Schrauben (Ulna). Mäßige Metallose mit Granulationsgewebe im Bohrloch. Giemsa, 120x. (Abb. 9 und 10 aus v. Lüdinghausen-Meister-Probst, 1970)

Metallose und entzündliche Reaktion gleichläufig sind. Dabei spielte auch
die Verweildauer des Implantats eine wesentliche Rolle; denn mit län-
gerer Verweildauer steigerten sich sowohl Metallose als auch entzündliche
Gewebsreaktionen. Eine Beeinträchtigung der statischen Verhältnisse
konnte dagegen weder röntgenologisch noch klinisch nachgewiesen werden, solange Eigenstabilität der Implantate bestand.

Auch die Vorzustände vor der Reosteosynthese lassen, obwohl klinisch Metallosen gesehen wurden, Hinweise auf eine hierdurch bedingte
Verzögerung oder Verhinderung der knöchernen Ausheilung nicht zu.
Diese Feststellung deckt sich mit den neuesten Untersuchungsergebnissen
von Schuster (1970), der zwar ebenfalls Reizzustände als Folge der elek-
trochemischen Vorgänge mit starker Sekretion im Metallbezirk und eine
meist hygromartige Abkapselung der Implantate beschrieben, jedoch
Rückgang der Erscheinungen nach Plattenentfernung festgestellt hat.

9. Heilungsvorgänge bei Reosteosynthesen

Die Heilungsvorgänge bei Reosteosynthesen unterscheiden sich nicht
grundsätzlich von denen bei erstmals operativ behandelten Pseudarthrosen bzw. bei Osteotomien. Dies ist der klinische Eindruck. Untersuchungen des feingeweblichen Verhaltens bei Reosteosynthesen liegen nicht
vor.

In neuerer Zeit ist die Frage der sogenannten primären Knochenbruchheilung erörtert worden. Ob eine analoge primäre Heilung der
Pseudarthrose nach Osteosynthese oder Reosteosynthese möglich ist, ist
unbekannt. Auch hier besteht aber der klinische Eindruck, daß zumal
die hypertrophische Pseudarthrose bei achsengerechter Einstellung im
wesentlichen direkt — im Sinne der Ersparung einer röntgenologisch
dargestellten Callusmanschette — ausheilen kann. Die Möglichkeit zur
histologischen Untersuchung, die an sich wünschenswert wäre, ist deswegen nicht gegeben, weil man sich hüten wird, in einen in der klinischen
und röntgenologischen Kontrolle gut voranschreitenden Heilungsvorgang
aus wissenschaftlichen Gründen einzugreifen. Andererseits gestattet das
Tierexperiment keinen unmittelbaren Vergleich.

Eine möglichst unmittelbare Heilung anzustreben, dürfte stets thera-
peutisches Interesse sein; denn die „knorpelige Callusheilung" unter-
scheidet sich ja von der Pseudarthrose nur in ihrem Ausprägungsgrad.
Wagner (1963) hat hierfür den treffenden Satz gefunden: „Ein müdes
Mesenchym kann sich in der Faserknorpelbildung erschöpfen und die
Ossifikation vergessen."

Ob die Untersuchung von Pseudarthrosen mit szintigraphischen Mes-
sungen unsere Kentnisse von der biologischen Aktivität im Pseudarthrosenbereich erweitern wird, bleibt abzuwarten. Einer Mitteilung von
Segmüller u. Mitarb. (1969) kann man entnehmen, daß „reaktive" Pseudarthrosen durch hohe lokale ^{85}Sr-Anreicherung charakterisiert sind. Dabei handelt es sich z.T. um röntgenologisch callusarme Pseudarthrosen.
Reaktionslose Pseudarthrosen, die keinen vermehrten Mineralstoffwech-
sel zeigen, sind selten. Die Autoren schließen hieraus, „daß viele radio-

logisch callusarme Pseudarthrosen nicht zum atrophischen Typus, sondern vielmehr zum reaktiven Typus zu zählen sind". Tatsächlich ist auch bei der Durchsicht des vorliegenden Untersuchungsgutes aufgefallen, daß sogenannte atrophische Pseudarthrosen auf eine stabile Osteosynthese auffallend gut mit knöcherner Ausheilung reagierten. Tierversuche von Uher (1969) über die Heilung wiederholter Frakturen, durchgeführt an der Wistar-Ratte, führten zum Nachweis von Anpassungsvorgängen in der Callusbildung mit Zunahme der Zellaktivität, Vermehrung der Zahl der Gewebsfibrillen, Fibroblasten und Osteoblasten sowie Zunahme der Mitosen im Callusgewebe, ferner wurden Gefäßreichtum und größere Aktivität der Enzyme beobachtet. Die Kalkeinlagerung im Callus wurde beschleunigt, die Umwandlung des bindegewebigen Callus in Knochen erfolgte rascher als nach erstmaliger Fraktur.

10. Infektionen bei Reosteosynthesen

Jede Osteosynthese bedeutet die Verwandlung einer geschlossenen Fraktur oder Pseudarthrose in eine offene; das gilt grundsätzlich, wenngleich mit bestimmter Abwandlung, auch für die gedeckte Marknagelung eines Röhrenknochens. Über die besondere Infektionsgefährdung des offenen Knochenbruches — Knochenbruch als Gesamterscheinung der Verletzungen, insbesondere unter Einschluß der Schädigungen des Weichteilmantels — braucht kein Wort verloren zu werden. Hervorzuheben ist aber doch, daß die sofortige stabile Vereinigung der Fragmente das Infektionsrisiko mindert, wie vielfache klinische Erfahrung erwiesen hat.

Die Osteosynthese der Pseudarthrose und nach Osteotomie unterscheidet sich von der iatrogen offenen Fraktur nicht; die Tatsache, daß gewebeschonend vorgegangen werden kann, während die Fraktur durch ein stumpfes Trauma sowohl des Knochens als auch der umgebenden Gewebe geschädigt ist, wird auf Seiten der Pseudarthrose durch die narbenbedingt verschlechterten Blutströmungsverhältnisse wettgemacht.

Eine dahingehende Beobachtung, daß bei Reosteosynthese, insbesondere bei mehrfachen Reosteosynthesen grundsätzlich eine gesteigerte Infektionsgefährdung vorliegt, konnte nicht gewonnen werden (s. Tabellen 2—6).

In dem nichtausgewählten Untersuchungsgut kommen bei strengster Prüfung nur 8 Infektionen vor, davon eine am Unterarm, 4 am Oberschenkel, 3 am Unterschenkel, während am Schlüsselbein und am Oberarm keine Infektionen nach Reosteosynthesen eingetreten sind. Zum Teil handelt es sich um oberflächliche Wundheilungsstörungen. Die geringe Zahl der Fälle zwingt dazu, sie einzeln zu besprechen:

Fall A 15: 6 Tage nach Aufbohrung der Ellenmarkhöhle und Versorgung mit 6 mm – Marknagel wegen hypertrophischer Pseudarthrose Wunddehiszenz über der Einschlagstelle; rasche sekundäre Wundheilung, keine Ausbreitung der Infektion, obwohl keine äußere Ruhigstellung erfolgte. Kein Einfluß dieser Infektion auf das Heilungsergebnis.

Fall F 9: Reosteosynthese eines in Fehlstellung befindlichen, 31 Wochen alten Oberschenkelbruches (Versorgung mit zu kurzem und zu dünnem Marknagel) durch Aufbohrung, Drehosteotomie und Versorgung mit 13 mm-Marknagel sowie Anlagerung eines 15 cm langen Phemister-Spanes an der Vorderseite; Ruhigstellung im Becken-Gipsverband für 6 Wochen. 6 Tage post op. entwickelt sich eine Wundinfektion, bei Incision der Operationsnarbe entleerte sich reichlich Eiter, Bakt.: Staph. aur. haem. Ausbildung einer Fistel, die sich binnen 8 Wochen schloß, 4 Monate später aber wieder aufbrach. Marknagelentfernung 14 Monate nach Reosteosynthese, danach heilte auch die Fistel endgültig aus! Durch die Infektion wurde die knöcherne Ausheilung von Fragment zu Fragment nicht verzögert, sie führte aber zur Auflösung des Phemister-Spanes (Abb. 11). Die Wiederherstellung der Tragfähigkeit des Oberschenkelknochens und der Kniegelenksbeweglichkeit wurden nicht beeinträchtigt.

Die Ursache für die Infektion läßt sich anhand der Unterlagen nicht einwandfrei ermitteln. Bemerkenswert ist aber folgendes: Vor der Reosteosynthese bestand im Röntgenbild eine riesige, strukturell wenig geordnete Callusspindel. Es handelte sich hier um eine sogenannte neuropathische Knochenbildung. Bei dieser Erscheinung wird im allgemeinen

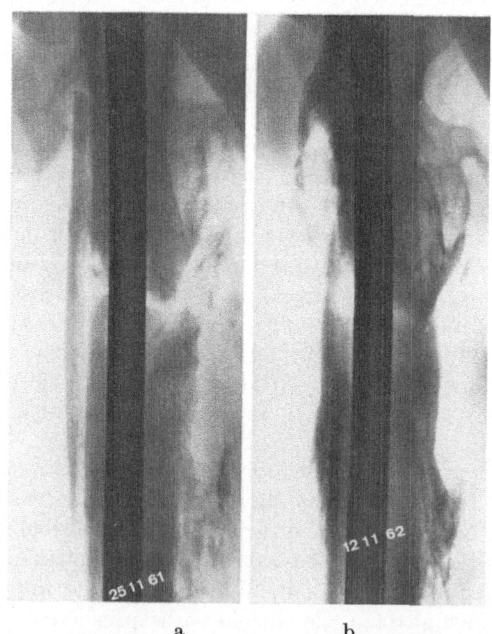

a   b

Abb. 11. (15077/F 9) a Reosteosynthese eines Femurschaftquerbruches (mit starker neuropathischer Knochenbildung) mittels Marknagelung und Phemister-Span-Anlagerung, hier Zustand 7 Wochen nach Reosteosynthese. Die Reosteosynthese wurde durchgeführt, während das Vorhandensein einer blanden Infektion nicht bekannt war; b der Phemister-Span verfiel infolge Infektion der Auflösung. Trotzdem kam es innerhalb eines Jahres zur knöchernen Ausheilung auf dem dicken Marknagel. Marknagelentfernung 14 Monate nach Reosteosynthese, danach versiegte auch die Fistel wenig beachtet, daß an den Bruchenden selbst knochenpathologische Veränderungen ablaufen. Sie sind hier im OP-Bericht festgehalten: „Unter sorgfältiger Präparation werden die Weichteile und das Periost von den unförmigen und zerklüfteten Callusmassen abgeschoben. Es wird dabei ein größerer Hohlraum eröffnet, aus dem sich etwas gelbliche, trübe Flüssigkeit entleert. Dieser Hohlraum führt unmittelbar auf die ehemalige Frakturstelle. Nach Austupfen dieser mit schlaffem Granulationsgewebe gefüllten Höhle stellt sich der Bruch des weißlichen, offenbar nicht ernährten Knochens dar. Zwischen den Callusmassen liegen Weichteile, in die sich der Callus im Sinne einer großen Totenlade hinein entwickelt hat. Nach genügender Freilegung zeigt sich, daß die Fraktur nicht knöchern durchgebaut war und nur durch die riesige Totenlade gehalten wurde. An den beiden Bruchenden ist deutlich abgestorbener Knochen sichtbar". — Infektion und nachfolgende Fistelbildung können demnach nicht durch die Operation verursacht worden sein; vielmehr haben Nekrosen vorgelegen, in deren Bereich eine blande Infektion schon bestanden haben muß. Bakteriologische und histologische Untersuchungen sind s. Zt. leider nicht vorgenommen worden.

Aus der Tatsache, daß auf dem dickeren Marknagel die geschädigten Fragmente wieder Anschluß aneinander gefunden haben, darf geschlossen werden, daß die zuvor nicht gegebene Ruhigstellung das eigentliche Hindernis für die Heilung war, daß andererseits der dickere Marknagel zur Sicherung der Knochenheilung ausreichte; demgegenüber ergibt sich die Wirkungslosigkeit des Knochenspanes hier von selbst aus der Feststellung, daß er durch die Entzündung zerstört und abgebaut worden ist (Abb. 11).

Daß im Falle zentral-nervöser Verletzungen eine Beeinträchtigung der peripheren Knochenbruchstellen stattfindet, kann die Erläuterung des folgenden, im übrigen nicht zu dieser Untersuchung gehörenden Falles darlegen:

Bei einem 27jährigen Verletzten (HB 14 899) mit schwerem Schädel-Hirn-Trauma, 2wöchiger Bewußtlosigkeit und langanhaltender psychischer Störung wurde der gleichzeitig eingetretene Trümmerbruch des rechten Oberschenkels 10 Tage nach Verletzung mit einer lateral angelegten 14-Loch-Platte, einer ventral angelegten 6-Loch-Platte und 2 Einzelzugschrauben versorgt. Binnen weniger Wochen Bildung einer riesigen Callusspindel. — 6 Monate später Fistelbildung an der Oberschenkelaußenseite. Vollbelastbarkeit und Schmerzfreiheit bestanden wie Arbeitsfähigkeit fort. — Bei Herausnahme der Implantate sah das ehemalige isolierte mittlere Fragment weiß aus und saß nach Wegnahme überbauender Calluswülste locker zwischen dem übrigen Knochen. Die histologische Untersuchung (Prof. Dr. Büngeler, München, 6741/68) zeigte vollständige Nekrose des Knochenstückes; eine weitere Gewebsprobe aus dem Knochenmark zeigte stärkere Knochenneubildung und fibröses Mark mit entzündlichen Infiltrationen, so daß der Pathologe eine „chronische Osteomyelitis in Randgebieten" diagnostizierte. Die bakteriologische Untersuchung ergab geringe Mengen grampositiver Kokken und gramnegativer Stäbchen, kulturell Staph. aur. haem. und Keime der

Moraxella-Gruppe. — Nach Entfernung der Implantate und allgemein-
antibiotischer Behandlung schloß sich die Fistel binnen 3 Monaten.

Beide Fälle scheinen darauf hinzudeuten, daß die bakterielle Infektion auf der Sekundärbesiedelung eines primär ernährungs- oder reak-
tionsgeschädigten Knochengewebes beruhte. — Ob eine Verwandschaft
zwischen der neuropathischen Callusbildung und der Myositis ossificans
bei zentralen Lähmungen besteht, muß ebenso dahingestellt bleiben wie
eine Beantwortung der Frage, ob etwa die riesige Callusummauerung die
Revitalisierung isolierter Knochenbruchstücke unmöglich macht, offen
bleiben muß.

Fall F 14: Reosteosynthese des Oberschenkels mit 11 mm-Marknagel
nach Aufbohrung der Markhöhle, zusätzlich Anlagerung eines 18 × 4,5 cm
messenden Cialit-Spanes an der Außenseite; keine Ruhigstellung im
Gipsverband (Vorzustand: Biegungsbruch, Marknagelung 10 mm, Varusstellung 165°, atrophische Pseudarthrose, 19 Wochen alt). 3 Monate nach
Reosteosynthese Abszeßbildung über dem proximalen Ende des Spanes,
Fistelbildung, zur gleichen Zeit röntgenologisch Auflösungserscheinungen
am Span. Entfernung des Spanes 10 Monate nach Reosteosynthese bei
gleichzeitig fortschreitender knöcherner Durchbauung der Pseudarthrose.
Nach Entfernung des Spanes versiegt die Fistel.

In diesem Falle dürfte eine Unverträglichkeitsreaktion des Fremd-
körpergewebes vorgelegen haben. Eine Mitbeteiligung des Oberschenkelknochens trat nicht ein.

Fall F 42: 5 Wochen nach Reosteosynthese des Oberschenkels mit
dickem Marknagel trat eine Wundinfektion an der Nageleinschlagstelle
ein, die auf diese beschränkt blieb. Keine Markhöhleninfektion. Zur vorzeitigen Entfernung des Marknagels gab es keinen Anlaß. Örtliche chirurgische Behandlung der Infektion, die endgültig nach Marknagelentfernung, 5 Monate nach Reosteosynthese, ausheilte.

Fall F 51 (Abb. 12): Dieser Fall ist wegen seiner sonstigen Besonderheiten im Speziellen Teil (S. 83) ausführlicher geschildert worden. Zusammenfassend handelte es sich um folgende Vorgänge: Trümmerbruch
des Oberschenkels distal der Schaftmitte, zunächst behelfsmäßige Ruhigstellung auf dünnem Marknagel bei mehrsinniger Fehlstellung. Ein Jahr
später Reosteosynthese mit 10-Loch-Platte lateral und 8-Loch-Platte
ventral. Scheinbar primäre Wundheilung, 2 Wochen nach der Operation
Entleerung von trübserösem Exsudat aus einer Narbenstelle, wiederkehrende blande Entzündungen in diesem Bereich; bakteriologische
Untersuchungen ohne Nachweis pathogener Keime. 5 Monate nach Reosteosynthese Lockerung der ventral liegenden Platte, Entfernung derselben, man findet keine Abszeßhöhle. Spongiosaplastik; unter antibiotischer Dauertherapie zunächst primäre Wundheilung, 5 Wochen später
Abszeßbildung, dann Lockerung der lateral liegenden Platte. Bakteriologische Untersuchungen negativ. Histologischer Befund des Gewebes
bei Entfernung der 2. Platte: „Schwielengewebe mit ausgedehnter Hyalinisierung seiner Faserzüge, herdförmige Kapillarsprossen und beglei-
tende lymphoreticuläre und leukozytäre Zellwucherungen. An der
Oberfläche des kapillarreichen Granulationsgewebes zahlreiche kleinste

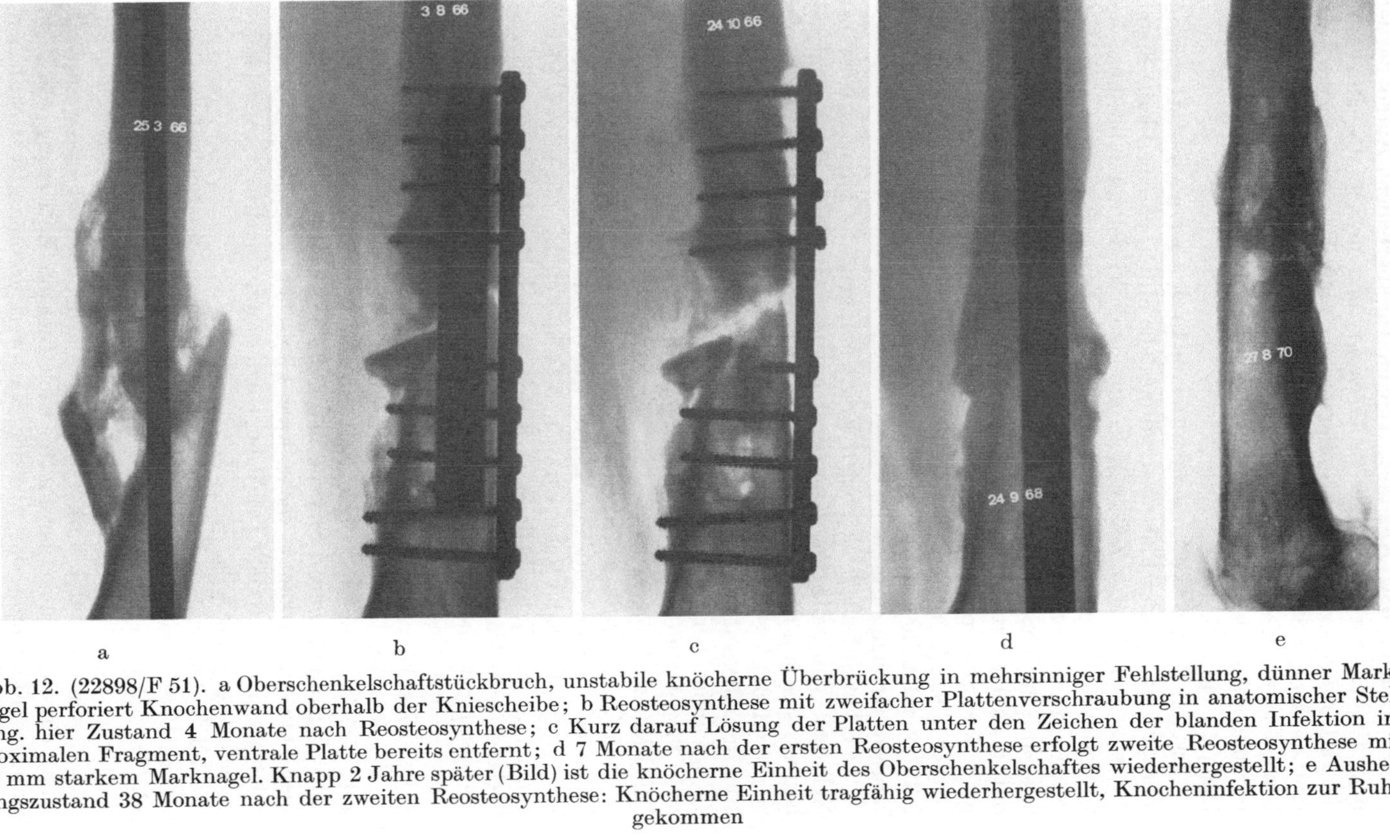

a   b   c   d   e

Abb. 12. (22898/F 51). a Oberschenkelschaftstückbruch, unstabile knöcherne Überbrückung in mehrsinniger Fehlstellung, dünner Marknagel perforiert Knochenwand oberhalb der Kniescheibe; b Reosteosynthese mit zweifacher Plattenverschraubung in anatomischer Stellung. hier Zustand 4 Monate nach Reosteosynthese; c Kurz darauf Lösung der Platten unter den Zeichen der blanden Infektion im proximalen Fragment, ventrale Platte bereits entfernt; d 7 Monate nach der ersten Reosteosynthese erfolgt zweite Reosteosynthese mit 16 mm starkem Marknagel. Knapp 2 Jahre später (Bild) ist die knöcherne Einheit des Oberschenkelschaftes wiederhergestellt; e Ausheilungszustand 38 Monate nach der zweiten Reosteosynthese: Knöcherne Einheit tragfähig wiederhergestellt, Knocheninfektion zur Ruhe gekommen

Knochensplitter bzw. Kalkablagerungen. Im knorpeligen Anteil partiell nekrotisches, partiell stärker proliferiertes und myxomatös umgewandeltes Gewebe mit vielen Kapillarsprossen, mit Übergang in normales Granulationsgewebe, kleinste sequestrierte Knochenbälkchen einschließend. Diagnose: Schwere verschwielende und granulierende Entzündung mit multiplen kleinen Knochensequestern." (Prof. Dr. Büngeler, München, 15 443/66)

Zweite Reosteosynthese mit 16 mm-Marknagel nach Aufbohrung. Wundheilung an der Plattenentnahmestelle hinterließ eine kleine Fistel, die sich von Zeit zu Zeit schloß, um dann wieder aufzubrechen; bei wiederholten Wundabstrichen kein Keimnachweis. 6 Monate nach Reosteosynthese versiegte die Fistel, nachdem bis dahin eine allgemeine antibiotische Therapie (Lincomycin®) durchgeführt worden war. 5 Monate nach Absetzung der antibiotischen Therapie erneuter Fistelaufbruch, jetzt Nachweis von Staph. aur. haem. und Enterokokken. Unter antibiotischer Therapie nach 7 Monaten endgültiger Fistelschluß. Daß die Infektion endgültig versiegt ist, konnte 1½ Jahre später gelegentlich der Nagelentfernung festgestellt werden.

Der Verlauf zeigt diejenigen Erscheinungen, die immer wieder bei Nekrosen von isolierten Knochenfragmenten zu beobachten sind; es handelt sich um Störungen der Fragmentversorgung.

Fall T 32, Unterschenkel: Nach Reosteosynthese mit 10-Loch-Platte über der innerseitigen Schienbeinvorderfläche trat eine Hautnekrose ein, die sekundär per granulationem ausheilte. Eine Knocheninfektion ist nicht eingetreten, eine Beeinträchtigung der Knochenheilung war ebenfalls nicht zu beobachten.

Fall T 34, Unterschenkel: Reosteosynthese des Schienbeines nach Biegungsbruch im mittleren Drittel (zuvor mit 10 mm-Marknagel versorgt, im Vorzustand Rekurvation und Varusstellung) mit 8-Loch-Platte, danach primäre Wundheilung. — 8 Monate nach Reosteosynthese Fistelbildung an der Vorderseite des Unterschenkels, darauf Plattenentfernung; die Fistelabstriche ergaben, auch in der Kultur, keinen Nachweis pathogener Keime. Die im Bereich der Entzündung liegende Schraube saß locker, sonst waren entzündliche Reaktionen im ehemaligen Bruchbereich nicht erkennbar. Das Schienbein erschien klinisch und röntgenologisch fest. — 7 Wochen später in der alten Bruchlinie Refraktur, die konservativ behandelt wurde und ausheilte; zu einer erneuten Fistelbildung oder Entzündung kam es nicht. Nach klinischer Beurteilung hat es sich nicht um eine bakterielle Infektion, sondern um eine Unverträglichkeitserscheinung gehandelt.

Fall T 38, Unterschenkel: Reosteosynthese des Schienbeines mit 8-Loch-Platte und Spongiosaplastik in Defektzone (Vorzustand atrophische Pseudarthrose, Varisation und Rekurvation, Innendrehfehlstellung, nicht stabilisierender Rush-Pin, nach offenem Unterschenkelbruch mit vorübergehender Infektion). 2½ Monate nach Reosteosynthese entzündliche Schwellung über der Platte, nach Incision Entleerung von dickrahmiger Flüssigkeit: im Abstrich Nachweis gramnegativer Stäbchen, in der Kultur Bact. coli! Unter trockener örtlicher Wundbehandlung

Abklingen der Entzündung. Später, während ambulanter Behandlung, wiederholt Aufbruch einer kleinen, oberflächlichen Fistel, die nach Entfernung des Implantats (26 Monate nach Reosteosynthese) für dauernd versiegte. Bei den durch die Verletzungsart gegebenen ungünstigen Narbenverhältnissen dürfte es sich auch hier um eine Unverträglichkeitsreaktion gegenüber dem Fremdkörper gehandelt haben. Eine Beeinträchtigung des Knochens und der Pseudarthrosenheilung war nicht zu beobachten.

Zusammenfassend ergibt sich zum Problem der Infektion nach Reosteosynthese, daß mit dem Auftreten von Unverträglichkeitserscheinungen vor allem bei Plattenosteosynthesen gerechnet werden muß, jedoch nicht häufiger als bei anderen Osteosynthesen. Infektionsgefährdet sind, was ohne weiteres erklärlich ist, ernährungsgestörte Knochenstücke, insbesondere isolierte Fragmente. Fremdknochenspäne bilden ein eigenes Risiko.

Insgesamt ergibt sich bei nur 8 zum Teil ganz oberflächlichen Infektionen unter 150 Fällen = 5,33% aus dem Risiko einer Knochenentzündung keine grundsätzliche Kontraindikation der Reosteosynthese.

11. Zwischenfälle, Fehler, Gefahren bei Reosteosynthesen

Grundsätzlich ist davon auszugehen, daß für Reosteosynthesen gleiche allgemeine Bedingungen gelten wie für Osteosynthesen. Über „Fehler und Gefahren bei der operativen Behandlung frischer Frakturen" liegt das Referat von Bürkle de la Camp (1961) als letztgültige Aussage zu diesem Thema vor; das dort Gesagte gilt auch für den Problemkreis der Reosteosynthesen, sei es zur Beseitigung von Pseudarthrosen, sei es im Falle der Osteotomien.

Die Durchführung der dieser Untersuchung zugrundeliegenden Reosteosynthesen hat gezeigt, daß eine besondere Neigung zu Zwischenfällen — das sind allgemeine pathophysiologische, plötzlich auftretende Ereignisse — nicht gegeben ist. Weder ist eine nicht ausgleichbare Belastung des Atmungs-Herz-Kreislauf-Systems beobachtet worden, noch eine besondere Gefährdung im Sinne der Fettembolie. Allerdings setzt die Reosteosynthese eine der jeweilig vorausberechneten Größe des Eingriffes entsprechende Vorbereitung des Patienten voraus; da es sich bei einer Reosteosynthese niemals um einen dringlichen Eingriff handelt, ist die Gelegenheit zur allgemeinen Voruntersuchung des Patienten stets gegeben und muß stets durchgeführt werden.

Eine besondere Belastung durch Thrombose und Embolie wurde in dem vorliegenden Untersuchungsgut nicht beobachtet.

Fehler und Gefahren lassen sich vermeiden bzw. hintanhalten, wenn unter Berücksichtigung der Indikationsstellung und der Einhaltung der erprobten operativen Technik nur mit einem lückenlos vorhandenen Instrumentarium aus einwandfreiem Material (Schuster, 1970) der jeweilige Eingriff planvoll durchgeführt wird.

Zu den möglichen und tatsächlich beobachteten Fehlern gehören insonderheit die unzutreffende Indikation eines Operationsverfahrens und die Verwendung unzureichenden Instrumentariums. Fehlerhaft ist die Verwendung nicht wandschlüssiger intramedullärer Implantate, die Nichtaufbohrung der Markhöhle, die Verwendung zu kurzer Marknägel, die Verwendung schon einmal gebrauchter oder sonstwie verbogener Marknägel; fehlerhaft ist auch die Verwendung eines Marknagels dort, wo Fraktur- bzw. Pseudarthroseform eine genügende Abstützung des Nagels nicht mehr gewährleisten. Öfters wird übersehen, zumal bei frühzeitig vorgenommenen Reosteosynthesen, daß ein Längsbruch in einem der Fragmente besteht, so daß bei der Nagelung eine Aussprengung eines Fragmentkeiles eintritt.

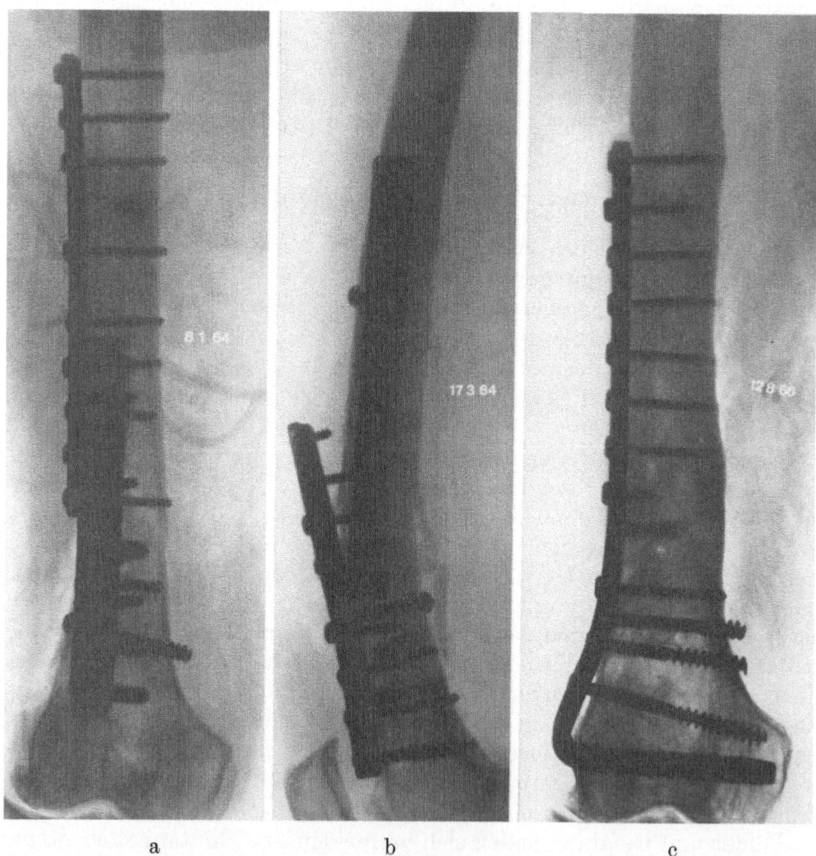

a   b   c

Abb. 13. (18805/F 47) a Doppelte versetzte Plattenosteosynthese + Einzelschraubenversorgung einer langen Femurschaft-Drehfraktur; b 2½ Monate nach Osteosynthese Ausriß der Schrauben der distal-ventralen Platte aus dem proximalen Fragment, bedingt durch zu geringe Verankerung bei hoher Biegebeanspruchung; c Reosteosynthese mit Kondylenplatte, die eine stabile Verankerung und dadurch eine vollständige Ruhigstellung der Fragmente erlaubt (Zustand 2½ Jahre nach Reosteosynthese)

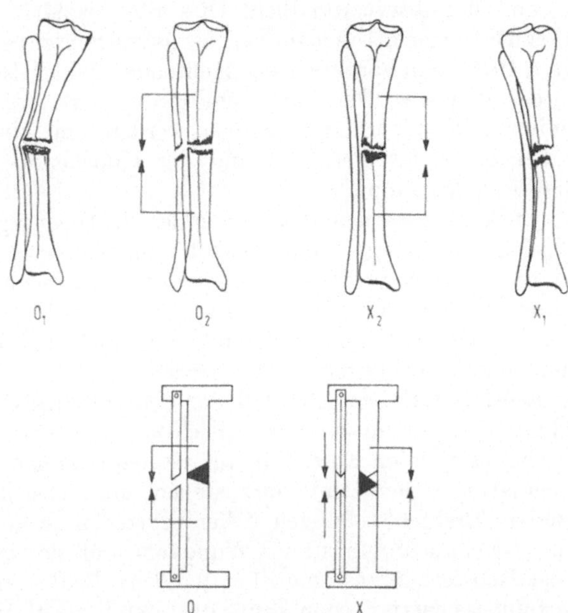

Abb. 14. Mechanismus der Zuggurtung bei Valgusknick der Tibia (X_1): Zug durch Kompressionsplattenverschraubung auf der konvexen medialen Seite bewirkt im Verein mit der nicht osteotomierten Fibula (= laterales Zugband) (X_2) konzentrisch axialen Druck auf die Fragmentendflächen der Tibia (schematisch X). Bei Varisation (O_1) muß die Kompressionsverschraubung auf der konvexen lateralen Seite der Tibia angelegt und die Fibula osteotomiert werden (O_2). Hier kommt keine Zuggurtungswirkung, sondern nur ein „Parallelisierter Hebeldruck" zustande (schematisch O)

Bei der Verwendung der Plattenverschraubung und Druckplattenverschraubung ist auf genügende Verankerung in jedem Fragment zu achten. Die Verankerung mit nur 2 Schrauben in einem Fragment ist als ungenügend zu erachten, da unter bestimmten mechanischen Bedingungen, z. B. am Oberschenkel, sogar 3 Schrauben in einem Fragment manchmal nicht ausreichen (Abb. 13). Wo aus örtlichen Gründen eine zahlreichere Verankerung ausnahmsweise nicht möglich sein sollte, muß mindestens eine Schraube mit einer Gegenmutter gesichert werden. — Bei der Anlegung der Platte ist darauf zu achten, daß diese nicht auf der konkaven Seite einer Pseudarthrose zu liegen kommt, sondern stets auf der konvexen. Am Unterschenkel ist ferner auf das Verhalten des Wadenbeines zu achten; bei Varusstellung des Schienbeines soll eine Resektion des Wadenbeines vorgenommen werden; bei Valgusstellung darf sie nicht durchgeführt werden, denn hier sollen Wadenbein und medial am Schienbein angelegte Druckplatte miteinander eine Zuggurtungseinheit bilden (Abb. 14).

Daß Verarbeitungsfehler beim Einsetzen der Schrauben vermieden werden müssen, ist selbstverständlich. Dies gilt sowohl im Verhältnis von Schraube zu Knochen als auch im Verhältnis von Schraube zu Plattenloch (Schuster, 1970)! Ein häufig zu beobachtender Fehler ist die grobe Behandlung des Periostes: Dies darf nicht mit dem Raspatorium, sondern muß mit dem Elevatorium abgehoben werden, um „die wichtigen callusbildenden Zellen des Periostes und der Knochenoberfläche" zu schonen (Bürkle de la Camp).

Mit der druckluftgetriebenen oszillierenden Knochensäge kann — unter gleichzeitiger Spülung — eine Osteotomie zielgerecht vorgenommen werden, ohne daß eine Gewebeschädigung des Knochens befürchtet zu werden braucht. Eine umlaufende Säge (Kreissäge) führt jedoch zu Gewebe-Hitzeschäden. Ist eine oszillierende Säge nicht zur Hand, muß die Osteotomie mit Meißel durchgeführt werden.

Für alle Reosteosynthesen gilt, daß vor dem Eingriff einwandfreie Röntgenbilddarstellungen in mehreren Richtungen vorliegen müssen. Dabei empfiehlt es sich im Einzelfall, auf Großaufnahmen jeweils die beiden benachbarten Gelenke mit darzustellen, um Achsenknickungen und insbesondere Drehfehlstellungen sicher beurteilen zu können.

Schließlich ist ein spannungsfreier Wundverschluß notwendiger Bestandteil jedes Reosteosyntheseeingriffes; wo diese Bedingung nicht im voraus als erfüllt gesichert werden kann, darf der Eingriff nicht durchgeführt werden. Bei den hier untersuchten Reosteosynthesen ist niemals ein Schaden an der Deckung oder infolge mangelhafter Deckung gesehen worden.

Die besonderen Gefahren, mit denen eine Reosteosynthese verbunden ist, werden dargestellt durch nicht erkannte technische Fehler (s. oben), durch die Infektionsmöglichkeit und durch Verletzungsmöglichkeiten an den Weichteilen. Gewebeschonendes Operieren ist um so mehr erforderlich, als es sich bei Reosteosynthesen um Eingriffe in Bereichen handelt, die schon einem oder mehreren Eingriffen ausgesetzt waren, so daß Narbenbildungen und verminderte Durchblutungsgröße besondere Bedingungen schaffen. Alle diese Gefahren sind jedoch vermeidbar, was insbesondere auch für die Infektion gilt (s. Kapitel 10!).

Bei Reosteosyntheseeingriffen am Unterarm und am Unterschenkel arbeiten wir regelmäßig in Blutsperre am Oberarm bzw. Oberschenkel. Die Vorteile eines übersichtlichen Operationsfeldes sind beträchtlich; der Eingriff muß aber in längstens 2 Stunden abgeschlossen sein. Schäden durch Blutsperre haben wir nicht beobachtet.

Um der postoperativen Schwellung vorzubeugen, hat es sich sehr bewährt, die Saugdrainage bei Reosteosynthesen nicht stets auf 2 Tage zu begrenzen, sondern nötigenfalls auf 3—5 Tage auszudehnen. Je nach Größe des Eingriffes und zu erwartender Blutung sind auch 2 oder 3 Saugdrainagen am Knochen und 1—2 weitere Saugdrainagen in den Weichteilen einzulegen. Eine rückläufige Infektion von der Saugdrainage aus wurde nicht beobachtet. — Der Blutverlust aus den Saugdrainagen hängt neben der Größe der Wunde auch vom Lebensalter des Patienten, von seinem Allgemeinzustand und vom Alter der Verletzung ab; besonders blutreich sind Reosteosynthesen etwa 4—6 Monate nach Fraktur, da dann die Umbauvorgänge auf dem Höhepunkt angelangt sind. Für sorgfältige Absaugung ist zu sorgen, ebenso aber für genügenden Blutersatz; zwecks Überwachung ist Buchführung über den Verlust notwendig.

12. Zeitpunkt der Indikationsstellung zur Reosteosynthese

Als allgemeine Regel für den Zeitpunkt der Reosteosynthese kann man festlegen, daß dieser Eingriff dann vorzunehmen ist, wenn die Notwendigkeit des Eingriffes festgestellt worden ist. Wenn kein übergeordnetes allgemeines oder örtliches Operationshindernis vorliegt, soll die Reosteosynthese unmittelbar vorgenommen werden.

Die Gründe hierfür sind folgende: Jede Fehlstellung eines Knochens stellt zugleich ein Fehlverhältnis zum Ganzen und insbesondere zum umgebenden Weichteilmantel dar. Die Fehlstellung ist der Knochenbruchheilung abträglich. Wo die Knochenbruchheilung eintritt, ist die Fehlstellung den benachbarten Gelenken schädlich. Die Nichtheilung zieht aber auch einen langdauernden Nichtgebrauch der Muskulatur nach sich, so daß mit jedem Tag, den die Fehlstellung oder die ungenügende Osteosynthese weiter besteht, der Funktionswert des geschädigten Gliedes gemindert wird.

Der Sinn jeder Osteosynthese soll darin bestehen, Folgeschäden einer Verletzung gar nicht erst entstehen zu lassen, indem das funktionelle System der Gliedmaße mit „geliehener" Festigkeit durch Osteosynthese in Wirksamkeit gehalten wird; gerade in der Pseudarthrosenbehandlung ist daher nicht bloß die Beseitigung der Knochenunterbrechung, sondern auch die Wiederherstellung des gestörten funktionellen Systems vorrangig! Der Zeitpunkt der Indikationsstellung zur Reosteosynthese kann daher niemals früh genug gewählt werden.

Eine möglichst frühzeitige Reosteosynthese bei in Fehlstellung befindlicher, erst kurz zuvor durch Osteosynthese versorgter Fraktur ist auch deswegen zweckmäßig, um die ursprünglichen Bruchflächen noch darstellen und in anatomisch richtiger Stellung vereinigen zu können. Drei bis vier Monate nach der Fraktur läßt sich der Callus noch abschälen und lassen sich die Bruchflächen meist noch so darstellen, daß eine anatomische Einrichtung gelingt. Dabei können mitunter Drehung, Biegung, Verschiebung und Verkürzung oft noch ideal ausgeglichen werden, was später nicht mehr möglich ist. Es ist falsch, die völlige Durchbauung in Fehlstellung erst abwarten zu wollen!

Liegen allgemeine oder örtliche Operationshindernisse (Beeinträchtigungen im Atem-Herz-Kreislauf-System, Allgemeinerkrankungen; Hautschäden, Hautinfektionen, auch Panaritien (!)) vor, sind diese vor Inangriffnahme der Reosteosynthese zu beseitigen, da die Reosteosynthese insoweit niemals dringlich, aber um so mehr gefährdet ist!

13. Postoperative Behandlung

Die örtliche und allgemeine Behandlung unmittelbar nach Reosteosynthese unterscheidet sich von der der Fraktur- und Pseudarthroseoperation nicht. Obere Gliedmaßen werden auf Sandsack, untere Gliedmaßen auf Schaumstoffschiene in Entspannungsstellung der Muskulatur gelagert. Bei stabiler Osteosynthese ist am Tage nach dem Eingriff mit der eigentätigen Bewegungsbehandlung von Fingern bzw. Vorfuß und Zehengelenken zu beginnen.

Die medikamentöse postoperative Behandlung beschränkt sich auf die Verabreichung abschwellender Mittel, wofür sich uns Tanderil® bewährt hat.

Eine besondere antibiotische Prophylaxe erfolgte nur dort, wo eine über die 2-Std.-Grenze hinausgehende Freilegung der Operationswunde bestanden hatte. Es hat sich als zweckmäßig erwiesen, mit einer hohen Anfangsdosis einzusetzen, z.B. 20—40 Mill. Einheiten Penicillin am 1. Tag, 10—20 Mill. Einheiten in den nächsten 3—4 Tagen. In letzter Zeit wurde von der prophylaktischen Antibiotika-Therapie praktisch vollständig abgegangen, ohne daß es zu vermehrtem Auftreten von postoperativen Infektionen gekommen wäre. Nach klinischem Eindruck bedarf somit auch die Reosteosynthese nicht der Sicherung durch antibiotische Prophylaxe.

14. Übungsbehandlung nach Reosteosynthese

Im Vordergrund der Übungsbehandlung stehen die Formen der aktiven Bewegungstherapie, da diese schon unmittelbar nach der Reosteosynthese angewandt werden können. Beginnend mit aktiven Bewegungsübungen derjenigen Gliedabschnitte, die jenseits des dem Verletzungsabschnitt benachbarten Gelenkes liegen, können bereits wichtige stoffwechselphysiologische Leistungen erbracht werden, die sich günstig auf die Erhaltung sowohl der nicht verletzten Gliedabschnitte als auch auf die Wiedereingliederung des verletzten Gliedabschnittes in die kinetische Kette auswirken. Die einfachste Form aktiver Bewegungstherapie stellen die Intensions- und Spannungsübungen dar. Intensionsübungen dienen lediglich dem nervalen Muskeltraining, also der Heranbringung des physiologischen Reizes an den Muskel; sie wirken der ruhigstellungsbedingten Atrophie und der gestörten Trophik des Muskels entgegen. Spannungsübungen gehen demgegenüber in Bewegungen über, bis hin zur gelenkseitigen Widerstandsüberwindung. Die Bewegungsübungen im engeren Sinne rangieren im Behandlungsplan erst nach den Intensions- und Spannungsübungen. Sinn und Zweck der aktiven Bewegungsübungen ergeben sich aus den Elementen ihrer Objekte: Muskeln — Knochen — Gelenke. Für den Muskel bedeutet die aktive Bewegung, gleichgültig in welchem Umfange sie jeweils möglich ist, physiologischen Reiz: Kontraktion und Tonisierung. Bei der aktiven Bewegung kommen, anders als bei der Intension, Synergisten und Antagonisten in Wechselbeziehung. Diese Übungen dienen nicht nur der Wiederherstellung der vollen Kontraktionsqualität des Muskels. Auch am Knochen bedeutet die aktive Bewegungsübung den Beginn der Belastung und damit ebenfalls die physiologische Reizbeeinflussung. Die gegenüber der Normarchitektur des Knochens veränderten Verhältnisse lassen die statisch-mechanische Funktion der Wechselwirkung der Muskeln besonders sinnfällig hervortreten: Die Zuggurtungswirkung der Muskulatur bewirkt eine Steigerung der Biegungsstabilität, die dem Knochen im Heilungsstadium selbst fehlt. Die aktiv tätige Muskulatur bewirkt somit zugleich eine Schutzfunktion für den Knochen (Pauwels).

Erfolgsorgan der aktiven Bewegungsübung ist auch das Gelenk, sowohl in mechanischer wie in physiologischer Beziehung; denn der physiologische Reiz für das Gelenk ist die Bewegung, d.h. der abscherende Druck auf den Gelenkknorpel und die Belastung der Gelenkkapsel.

Eine Sonderform der aktiven Bewegungsübung ist die Übung gegen Widerstand, die im fortgeschrittenen Heilungsstadium angewandt wird. Sie erfolgt zunächst „dosiert" gegen die Hand der Krankengymnastin, später gegen Eigenkräfte im Schlingenapparat, dann gegen mechanische Kräfte wie Druckfedereinlage, Bergsteigerapparat, stationäres Fahrrad.

Ergänzt wird die krankengymnastische Übungsbehandlung einerseits durch Bewegungstherapie im Wasser, möglichst in aktiver Form (Tauchbad, Gehbad, Schwimmbad, Wassergymnastik).

Im fortgeschrittenen Heilungsstadium wird die Gebrauchsfunktion andererseits durch die funktionelle Ergotherapie geschult, z.B. an der Tretsäge (Abb. 15).

Verboten ist Massage in jeder Form!

Die Durchführung der Übungsbehandlung ist als ein Bestandteil des Reosteosyntheseprogramms anzusehen. Die Auslassung der Übungsbehandlung würde die Erfolgsaussichten der Reosteosynthese wenigstens teilweise zunichte machen.

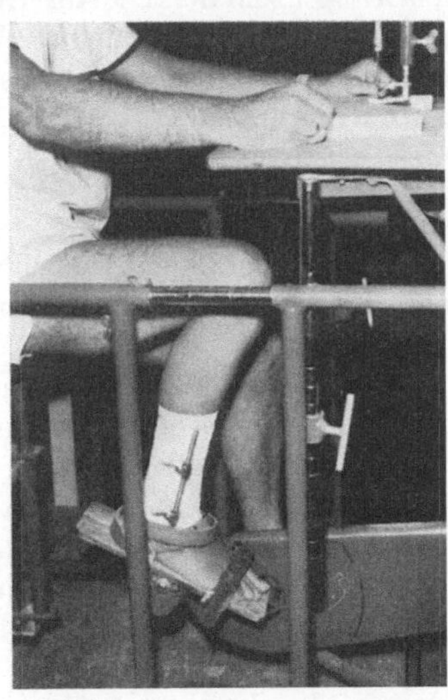

Abb. 15. *Tretsäge* in der ergotherapeutischen Abteilung. Zur Verdeutlichung der Funktion Vorführung durch einen Pat. mit Reosteosynthese mittels Druckspanneinrichtung (gelenknahe Pseudarthrose). Zu beachten ist die Kippmöglichkeit des Pedals, die dem oberen Sprunggelenk zugute kommt und eine scherend wirkende Belastung des Unterschenkels vermeiden hilft. Die Tret- oder Fahrradsäge ist ein Beispiel für die zahlreichen Formen und Arten *aktiver Übungsbehandlung*

15. Belastung nach Reosteosynthese

Bei der außerordentlichen Verschiedenheit der Ausgangsbefunde vor Reosteosynthesen läßt sich eine einheitliche Aussage, wann ein der Reosteosynthese unterworfenes Glied belastbar ist, nicht machen. Darüber hinaus hängt die Einschätzung der teilweisen oder vollen Belastbarkeit vom einzigen diagnostischen Mittel des Röntgenbildes ab.

Ein grundsätzlicher Unterschied ist zu ziehen zwischen Reosteosynthesen mit Marknagel und Reosteosynthesen mit Plattenverschraubung.

Die mit Marknagel durchgeführten Reosteosynthesen von Oberschenkel und Schienbein gestatten eine frühzeitige Belastung, während bei der Bewegungs- und Tragbelastung des mit Marknagel versehenen Oberarmes langdauernde Zurückhaltung geboten ist! Am Unterarm kann bei der zumeist allein infragekommenden Ellen-Reosteosynthese mit Marknagel unbedenklich Bewegungsbelastung alsbald, Tragbelastung dagegen nicht vor röntgenologisch sicher nachweisbarem, strukturiertem Durchbau gestattet werden.

Die Belastung des mit Plattenverschraubung versehenen Knochens verbietet sich im allgemeinen bis zum Nachweis einer knöchernen Überbrückung schon deswegen, um schädlichen Biegungs- oder Scherkräften keinen Spielraum zu geben. Dies gilt für alle Knochenabschnitte gleichermaßen.

Zur möglichst frühzeitigen funktionellen Ingebrauchnahme des Unterschenkels empfiehlt sich ebenso wie nach Frakturen auch nach Reosteosynthesen die Versorgung mit einem Gehapparat, der die Reosteosynthesezone von der Belastung freihält. Die im Gehapparat gleichwohl betätigte Muskulatur fördert die allgemeine Wiederherstellung der Gebrauchsfähigkeit der Gliedmaße und dient insbesondere der Rückgewinnung der Muskelfunktion und der Betätigung der Venenpumpe.

16. Entfernung der Implantate nach Reosteosynthese

Die Entfernung eines zur Reosteosynthese benutzten Implantats, das nach Eintritt der völligen knöchernen Ausheilung reizlos im Gewebe liegt, ist niemals dringlich. Aus dieser Feststellung ist der allgemeine Schluß zu ziehen, daß die vollständige knöcherne Ausheilung, die Wiederherstellung einer als tragfähig beurteilten Knochenstruktur im Röntgenbild abzuwarten ist, ehe an die Entfernung des Implantats herangegangen wird. Wann dieser Zeitpunkt gekommen ist, ist von Fall zu Fall verschieden. Im allgemeinen wird die Wiederherstellung der Tragfähigkeit des Knochens 2 Jahre nach der Reosteosynthese erreicht sein. Die Entfernung der Implantate zu einem wesentlich früheren Zeitpunkt empfiehlt sich, wie wir festgestellt haben, nicht. Ein längeres Belassen der Implantate ist unschädlich.

Ein dauerndes Belassen der Implantate im oder am Knochen ist jedoch zu vermeiden, da im Rahmen der physiologischen Belastungen und Umbauvorgänge Schrauben brechen können und die an der Berührungsstelle von Schrauben und Platten niemals vermeidbaren Elementbildungen mit der Folge von Korrosion und Metallose für den Knochen nicht völlig gleichgültig sind. — Auch Marknägel sollen entfernt werden, weil sie wandern können und weil sie ferner dem Knochen möglicherweise auf die Dauer die Last abnehmen, die der Knochen selbst tragen soll. Der Verlust an funktioneller Strukturleistung ist aber für einen Röhrenknochen keineswegs unbeachtlich.

In dem dieser Arbeit zugrundeliegenden Untersuchungsgut sind die Implantatentfernungen stets so vorgenommen worden, wie es oben gefordert worden ist, nämlich nach Herstellung einer röntgenologisch als tragfähig beurteilten Knochenstruktur. Infolgedessen ist es nach Entfernung der Implantate — bis auf einen Fall — nicht zur Refraktur gekommen. In einem Fall (T 33) erfolgte Refraktur des Schienbeines infolge erneuten Sturzes 5 Wochen nach Plattenentfernung. Eine Übersicht über Implantatentfernungen nach Reosteosynthesen mit dickem Marknagel und AO-Plattenosteosynthese gibt Tabelle 1 (s. u.). Zu den speziellen Bedingungen in den einzelnen Gliedabschnitten wird dort noch Stellung genommen werden.

Tabelle 1. Implantatentfernung nach Reosteosynthesen mit dickem Marknagel oder AO-Plattenverschraubung

	M = dicker Marknagel Pl = AO-Plattenverschraubung	Anzahl der Fälle	Implantate bereits entfernt	Implantate nicht entfernt oder nicht bekannt	Entfernung innerhalb 12 Monaten p. R.	Entfernung innerhalb 12—18 Monaten p. R.	Entfernung innerhalb 18—24 Monaten p. R.	Entfernung später als 24 Monate p. R.
Schlüsselbein	M	—	—	—	—	—	—	—
	Pl	5	3	2	1	1	1	—
Oberarm	M	8	6	2	—	2	2	2
	Pl	5	5	—	—	1	3	1
Elle	M	3	1	2	—	—	—	1
	Pl	7	5	2	2	1	1	1
Speiche	M	2	1	1	—	—	—	1
	Pl	4	2	2	1	—	—	1
Elle + Speiche	M	—	—	—	—	—	—	—
	Pl	4	4	—	1	—	2	1
Oberschenkel	M	27	21	6	12	2	3	4
	Pl	6	3	3	1	—	1	1
Schienbein	M	15	7	8	3	3	—	1
	Pl	9	8	1	5	—	2	1
Gesamt	M	55	36	19	15	7	5	9
	Pl	40	30	10	11	3	10	6
Gesamt		95	66	29	26	10	15	15

II. Spezieller Teil

1. Reosteosynthesen des Schlüsselbeines

A. Allgemeine Vorbemerkungen

Wiederholte operative Eingriffe am Schlüsselbein sind verhältnismäßig selten. Die meisten Schlüsselbeinbrüche werden konservativ behandelt, und überwiegend tritt knöcherne Ausheilung in befriedigender Stellung und mit genügender Funktion ein, während sich in einem anderen Teil der Fälle zwar eine Pseudarthrose bildet, aber auch diese funktionell meist nicht ungünstig ist; so gelangt nur ein kleiner Teil der Pseudarthrosen zur operativen Behandlung. — Die Indikation zur Pseudarthrosenoperation des Schlüsselbeines ergibt sich dort, wo insbesondere bei körperlich arbeitenden Personen eine Belastungsinstabilität des Schultergürtels besteht, Funktionsstörungen des Schultergelenkes sich aus der Falschgelenkbildung des Schlüsselbeines ergeben, abnorme Beweglichkeit oder vor allem Grobverformung der Bruchenden Störungen an den benachbarten Gefäßen oder Nervensträngen bewirken, infolge der Verformung der Bruchenden bei geringer Weichteilpolsterung schon leichter Druck, auch von Kleidungsstücken, ständig Beschwerden verursacht. Funktionell und gelenkmechanisch nachteilig ist auf die Dauer auch die Verkürzung des Schlüsselbeines. Diese Indikationen gelten gleichermaßen für die Reosteosynthese, hinzu kommt die Indikationsstellung bei Ausbruch oder Bruch des Implantatmaterials.

Ein anoperiertes Schlüsselbein bietet auch nur beschränkte Möglichkeiten für eine erneute Osteosynthese; denn der natürlicherweise gewundene Markraum ist verlegt, der für eine Knochenspananlagerung zur Verfügung stehende Platz wird durch Narbenbildungen verkleinert, die Nähe eines der beiden Schlüsselbeingelenke kann hinderlich sein, die gewebliche Festigkeit des atrophischen Knochens ist meist herabgesetzt.

B. Allgemeines zur Operationstechnik

Während das Schlüsselbein normalerweise leicht zugänglich ist, gestaltet sich bei der Schlüsselbeinpseudarthrose die Freilegung mitunter schwieriger und manchmal nicht ganz ungefährlich, wenn Narbenverziehungen die natürliche anatomische Zuordnung benachbarter Organe verändert haben.

Für die Reosteosynthesen gilt der Grundsatz, dem Schlüsselbein schon für die Dauer des knöchernen Wiederaufbaues höchstmögliche Stabilität zu verleihen, um nicht nur die Herstellung der knöchernen Überbrückung zu ermöglichen, sondern dabei auch eine Beeinträchtigung der Beweglichkeit der benachbarten Gelenke — z.B. durch großen Gipsverband — zu vermeiden. Die heilungsbereite Knochenbildungspotenz

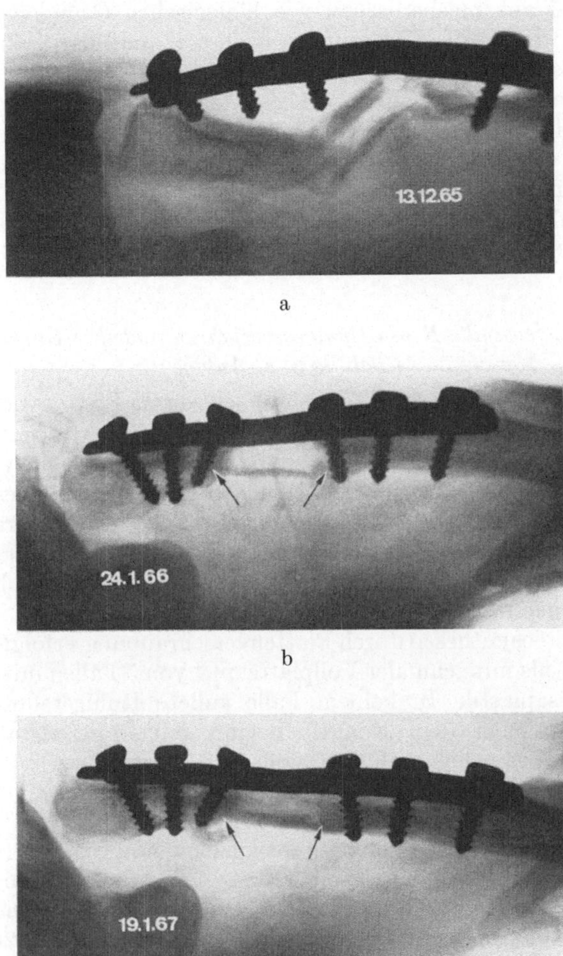

Abb. 16. (20220/C 5). a 3 Wochen alte Rinnenplattenosteosynthese eines Clavicula-Trümmerbruches, durch ,,kameradschaftlichen" Schlag auf die Schulter zerstört; b Reosteosynthese unter Ersatz der Trümmerstücke durch Spongiosa; c Ausheilungszustand 1 Jahr nach Reosteosynthese, Spongiosa strukturiert eingebaut (Pfeile)

ist nötigenfalls durch Anpflanzung von Spongiosa zu sichern oder zu fördern, nötigenfalls ein devitalisierter Abschnitt durch Spongiosa auch völlig zu ersetzen (Abb. 16). Die Forderung der Stabilität bedingt den Verzicht auf alle jene Operationsverfahren, die aus sich heraus nur einen minderen Grad von Achsen- oder Drehsicherung gewähren; intramedulläre Kraftträger (Marknagel, Rush-Pin) können wegen der gewundenen Markraumform keine vollkommene Stabilität verleihen. Drahtumschlingungen sind aus mechanischen wie biologischen Gründen untauglich. Am besten werden die Forderungen nach verbandfreier Stabilität einerseits, Nichtstörung der Knochenernährung andererseits von der Plattenverschraubung erfüllt. Dabei ist zu beachten, daß die Platte entsprechend der Form des Schlüsselbeines nachgebogen werden muß, um Fehlspannungen zu vermeiden. Die Verankerung der Platte mit in der Regel 3 Schrauben in jedem Fragment ist notwendig, damit der Knochen die an den Schrauben ansetzende erhebliche Kraft tragen kann; gelegentlich ist es zweckmäßig, eine Schraube in jedem Fragment mit Gegenmutter zu versehen.

C. Angewandte Reosteosyntheseverfahren und ihre Ergebnisse
(Tabelle 2, s. Anlage)

Nur 2 von 7 Reosteosynthesen sind nicht durch Plattenverschraubung durchgeführt worden: In einem Falle (C 1) Reosteosynthese mit angebogenem Rush-Pin unter Ruhigstellung im Abduktionsgipsverband mit dem Ergebnis einer dauernd verbleibenden Beweglichkeitsbeschränkung des Schultergelenkes, MdE 20%. Im anderen Fall (C 2) Zugverschraubung einer weit lateral liegenden Pseudarthrose, da für Plattenverschraubung nicht genügend Knochenstrecke vorhanden; Schulterbeweglichkeit gering beschränkt geblieben, MdE 10%.

Die Reosteosynthesen durch Plattenverschraubung erfolgten teils mit Halbrohr-, teils mit schmaler Vollplatte, in 4 von 5 Fällen mit gleichzeitiger Spongiosaplastik. In keinem Falle äußere Ruhigstellung, sondern wenige Tage nach dem Eingriff Beginn mit krankengymnastischen Übungen. In sämtlichen Fällen vollkommen störungsfreier Heilungsverlauf, auch gedeckte Reizzustände traten nicht auf. In sämtlichen Fällen Wiederherstellung der knöchernen Einheit und der vollen Beweglichkeit in Schultergelenk, Schultereckgelenk und Schlüsselbein-Brustbein-Gelenk. In 4 von 5 Fällen Dauer der Arbeitsunfähigkeit nach Reosteosynthese bis zu 6 Wochen, in einem Fall 16 Wochen, bedingt durch Halswirbelsäulenverletzung. Eine rentenfähige MdE (20%) wurde nur in einem Fall wegen Kraftminderung des Armes ein Jahr als Dauerrente zuerkannt, voraufgegangen war eine Doppeldrahtumschlingung und Phemister-Span-Anlagerung am Schlüsselbein (Fall C 4). In den übrigen Fällen keine dauernde MdE. Entfernung der Implantate nach 10 bzw. 24 bzw. 14 Monaten; in 2 Fällen liegen die Platten fast 2 Jahre nach Reosteosynthese bei voller Arbeitsfähigkeit beschwerdefrei und reaktionslos an.

D. Fehler bei Reosteosynthesen

Die Beurteilung bezieht sich nur auf die Fälle mit Plattenosteosynthese (C 3—7), da die übrigen Reosteosynthese-Arten als nicht mehr den Anforderungen entsprechend zu erachten sind; denn nur die stabile Osteosynthese kann eine befriedigende anatomische und funktionelle Wiederherstellung gewährleisten.

Operationstechnische oder indikatorische Fehler konnten bei den 5 Fällen (C 3—7) nicht beobachtet werden. Aus Pseudarthrosen- und

Frakturenbehandlung ist die Verwendung eines in einem oder beiden Fragmenten zu kurzen Implantats bekannt. Bei der nicht besonders ausgeprägten regeneratorischen Potenz des zertrümmerten Schlüsselbeines (das einfach gebrochene Schlüsselbein verhält sich im allgemeinen heilungsbereiter) muß mit einer verlängerten Heilungsdauer gerechnet werden, so daß die Schraubenhaftung in den beiden Fragmenten dauerhaft sein soll. Dazu sind in jedem Fragment 3 Schrauben erforderlich.

Die Osteosynthese des Schlüsselbeines kann, wie wir bei den Vorbehandlungen der Fälle C 3, 5 und 7 beobachten konnten, durch allzu frühe und allzu ausgiebige Belastung überfordert werden. Das gilt sinngemäß auch für die Reosteosynthese und ist zu beachten, auch wenn derartige Zwischenfälle hier nicht verzeichnet zu werden brauchten.

E. Zusammenfassung (unter Einschluß der medizinischen und sozialen Rehabilitation)

Das Ziel der Reosteosynthese, die sofortige Wiederherstellung der mechanischen Stabilität und damit der für die Knochenbruchheilung in der Pseudarthrose notwendigen mechanischen Ruhe, wird unter Berücksichtigung der übrigen Erfordernisse am besten erreicht durch die stabile Plattenverschraubung, die, wo es geweblich notwendig ist, mit einer Spongiosaplastik zu verbinden ist. Gegenüber der bei Gipsverband-Behandlung notwendigen mehrmonatigen Ruhigstellung — nach M. Lange 8—10 Wochen, bei Defektpseudarthrosen 16 Wochen; ,,Gipsabnahme ist auf jeden Fall erst dann erlaubt, wenn die Pseudarthrose einwandfrei durchgebaut ist'' — stellt die Fixation des Schlüsselbeines selbst einen erheblichen Fortschritt da. Das Operationsrisiko ist auch im ganzen geringer, da die Aussicht auf Wiederherstellung der knöchernen Einheit *und* Erhaltung bzw. Wiederherstellung der funktionellen Leistungsfähigkeit des Schultergürtels größer ist, während der Eingriff selbst den Patienten weniger belastet, da die Spongiosaentnahme im Vergleich zur Spanentnahme überhaupt nicht ins Gewicht fällt.

Daß ein schon voroperiertes Schlüsselbein noch mehrfach der Osteosynthese unterzogen werden kann, findet sich an den vorbeschriebenen Fällen bestätigt (Abb. 17). Die vorangegangenen Osteosynthesen lagen jeweils zwischen 2 und 14 Monate zurück. Angewandt worden waren als Erstosteosynthesen einmal die Marknagelung, einmal die 4fache Doppeldrahtumschlingung mit Phemister-Spananlagerung nach vorheriger erfolgloser Rush-Pinnung, einmal durch Schlag auf die Schulter gewaltsam ausgerissene Plattenosteosynthese, zweimal unzureichende Plattenverschraubung mit Lockerung in den Schraubenlagern.

Eine Gewebebeeinträchtigung durch die Anwesenheit des Metalles wurde bei den Plattenverschraubungen nicht beobachtet, leichte metallotische Verfärbungen konnten in einzelnen Schraubenlagern gesehen werden. Ein nachteiliger Einfluß des Wechsels von einer Implantatart zur anderen wurde ebenfalls nicht beobachtet, so daß die Auswechselung einer Markdrahtung oder -nagelung gegen eine Plattenverschraubung unbedenklich scheint.

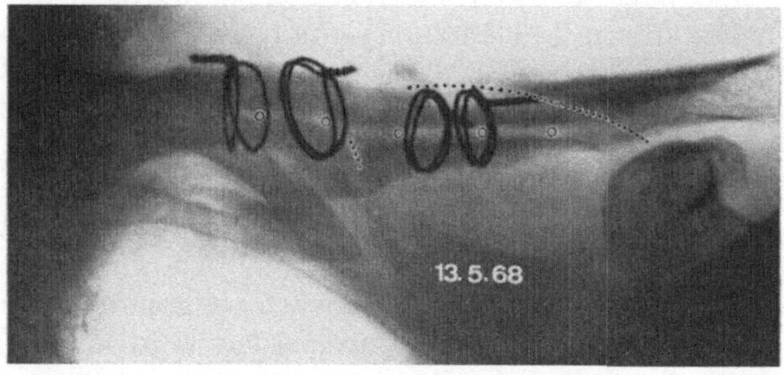

a

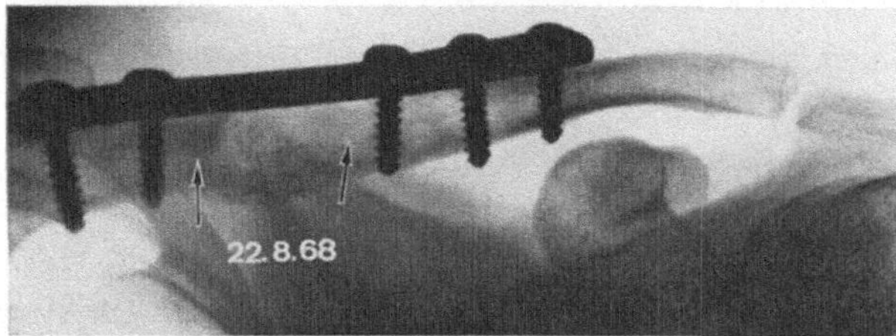

b

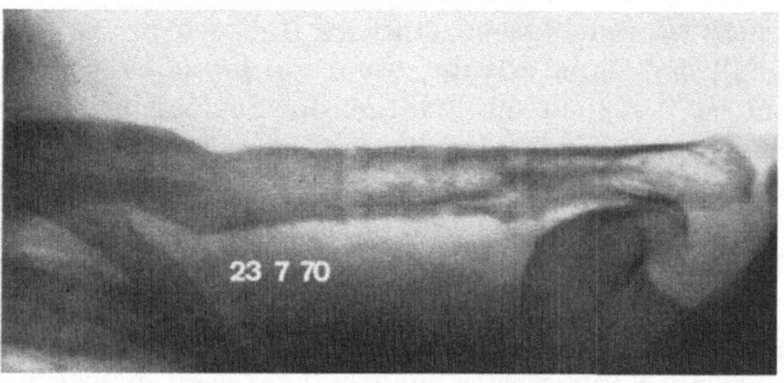

c

Abb. 17. (21187/C 4). a 16 Monate alte 4fache Doppeldrahtumschlingung der Clavicula wegen Pseudarthrose; erfolglos war eine Rush-Pinnung vorausgegangen, eine danach vorgenommene Phemisterspan-Anlagerung hatte dann ebenfalls nicht zur knöchernen Heilung geführt; b Reosteosynthese durch 5-Loch-Vollplatten-Verschraubung mit gleichzeitiger Spongiosaplastik (Pfeile); c 2 Jahre nach Reosteosynthese ist strukturierte Durchbauung der Clavicula wiederhergestellt; Zustand nach Plattenentfernung. (Abb. 16a—c und 17a—b aus Probst, 1970)

Soweit die Plattenentfernungen bereits wieder vorgenommen worden sind, ist eine Tragfähigkeitsminderung des Schlüsselbeines nicht beobachtet worden; auch sind Refrakturen nicht vorgekommen.

Als Methode der Wahl für die Reosteosynthese des Schlüsselbeines kommt somit die in beiden Fragmenten mit je 3 Schrauben verankerte

Plattenverschraubung als zuverlässige Methode in Betracht. Die zusätzliche Spongiosaplastik ist von Fall zu Fall angezeigt.

Die Ergebnisse der sozialen Rehabilitation sind durchwegs gut. Sämtliche Verletzten konnten am alten Arbeitsplatz wieder eingegliedert werden. Eine wesentliche MdE verblieb nur in einem Fall (C 1). Dabei ist zu berücksichtigen, daß 4 Patienten vor dem Eingriff nicht gearbeitet hatten, 3 mit Behinderung bzw. langanhaltenden Beschwerden.

2. Reosteosynthesen des Oberarmschaftes

A. Allgemeine Vorbemerkungen

Zweit- und Drittoperationen am Oberarmschaft werden verhältnismäßig selten vorgenommen; im vorliegenden Untersuchungsgut stehen 21 Reosteosynthesen des Oberarmschaftes 51 des Oberschenkels gegenüber. Dieses Verhältnis würde sich zu Ungunsten des Oberarmes noch verändern, könnte man berücksichtigen, daß Wiederholungseingriffe am Oberschenkel in zahlreichen Krankenhäusern vorgenommen werden, während der Allgemeinchirurg sie am Oberarmschaft scheut. Die Forderung von L. Böhler, Oberarmschaftbrüche konservativ zu behandeln, trägt ihrerseits dazu bei, die Zahl der Reosteosynthesen von Oberarmschaftpseudarthrosen geringer zu halten. Endlich ist eine Fehlstellung im Sinne einer Achsenknickung bis zu 30° oder im Sinne einer Drehfehlstellung bis zu 40° am Oberarmschaft leicht hinzunehmen, während sie schon in geringerem Maße sowohl am Unterarm als auch an den unteren Gliedmaßen eine schwere funktionelle Behinderung nach sich ziehen würde. Einfache und auch zusammengesetzte Fehlstellungen am Oberarmschaft werden weitgehend durch die ausgiebigen Bewegungsgrade des Schultergelenkes und die funktionelle Reichweite des Ellenbogengelenk-Unterarm-Handgelenk-Systems so gut ausgeglichen, daß sich im allgemeinen eine Anzeige für einen richtigstellenden Eingriff nicht mehr ergibt.

Für den Oberarmschaft steht immer die Wiederherstellung der knöchernen Einheit im Vordergrund, die Stellung der ehemaligen Bruchstücke zueinander ist in den meisten Fällen von zweitrangiger Bedeutung.

Ist eine Pseudarthrose eingetreten und besteht keine Aussicht mehr auf knöcherne Heilung, dann allerdings ist die Reosteosynthese angezeigt, da der Oberarm auf innere Festigkeit angewiesen ist. Denn bei bestehender Pseudarthrose verliert der Arm, verlieren aber vor allem Unterarm und Hand erheblich an Kraft, gewöhnlich auch an Wirkungsbereich, werden die benachbarten Gelenke geschädigt und verfällt die Muskulatur der Atrophie. Die natürlichen Funktionen des Armes: Heben, Tragen, Halten werden eingeschränkt oder gar aufgehoben. Schwerarbeit ist dann nicht mehr möglich, und selbst eine leichte Tätigkeit kann schwer behindert sein. Der Auswirkungsgrad ist auch von der beruflichen Beanspruchung und von der Rechts-/Linkshändigkeit und der Seitenbetroffenheit abhängig.

In denjenigen Fällen, in denen es trotz gutsitzenden Implantats nicht zur knöchernen Heilung kommt, ist außerdem der Bruch des Implantates

zu befürchten. Jedes Implantat ist einer natürlichen Ermüdung unterworfen; die Versorgung einer Bruchstelle, noch mehr die einer Pseudarthrose stellt daher einen Wettlauf zwischen Ermüdung des die Festigkeit leihenden Implantats und der Wiederherstellung der geweblichen
Eigenfestigkeit des Knochens dar. Die Eigentümlichkeit der Konstruktionsmerkmale des Oberarmes bringt es mit sich, daß von der aktiven
Muskelleistung eine Gleichförmigkeit der Implantatbelastung ausgeht,
die eine größere Beanspruchung der Implantate darstellt als die Gehbelastung bei Implantaten der unteren Gliedmaßen. Solche Implantatbrüche wurden auch früher schon bei autologen Spanplastiken beobachtet
(Max Lange).

B. Allgemeines zur Operationstechnik

Max Lange sieht den Zugangsweg bei Pseudarthrosenoperationen
nach voraufgegangener operativer Behandlung durch die Narben vorbestimmt; meist erfolgt der Zugang durch den Sulcus bicipitalis radialis.
Für Brüche unterhalb der Schaftmitte empfiehlt die AO den auch nach
unserer Erfahrung günstigen dorsalen Zugang durch den M. triceps; hierbei handelt es sich um den von Henry angegebenen, von Brandt erwähnten Schnitt, bei dem auf die zahlreichen Muskeläste des N. radialis zu
achten ist.

Im UKM richtet sich die Wahl des Zuganges nach dem durch Voroperation geschaffenen Zustand, so daß, wenn eine Freilegung der Pseudarthrose erfolgt, wahlweise der radiale oder der dorsale Zugang benutzt
wird, mitunter bewußt vom vorherigen Weg abweichend. Ein über der
Pseudarthrose vorgenommener Eingriff muß nämlich mit spannungsfreiem Verschluß der Weichteile beendet werden, was in alten Narbengebieten manchmal nicht möglich ist.

Die Hauptschwierigkeit des Eingriffes liegt in der Aufsuchung des
häufig nicht mehr an seinem anatomischen Ort befindlichen N. radialis,
der entweder wegen der Narbenbildungen schwer auffindbar oder durch
Strangbildungen verzogen worden sein kann. Auch ist zu bedenken, daß
der Voroperateur eine Verlagerung vorgenommen haben mag. Allgöwer
hat festgestellt, daß die meisten Schädigungen des N. radialis nicht bei
Frakturoperationen sondern bei Plattenentfernungen vorkommen.

Das Operationsfeld muß, auch wenn die Schädigung kleiner Muskelnervenäste und Hautnervenäste nicht vollkommen vermeidbar ist, genügend groß gewählt werden, damit nicht als Folge eines zu kleinen
Operationsfeldes eine ungenügend verankerte Osteosynthese hergestellt
wird.

Auf die Entfernung der Implantate kann am Oberarm niemals verzichtet werden. Reizcallus, Schleimbeutelbildungen, mögliche Druckschädigungen von Nerven erfordern dies.

C. Angewandte Reosteosyntheseverfahren und ihre Ergebnisse
(Tabelle 3 s. Anlage)

*1. Reosteosynthesen mit dünnem Marknagel + Phemister-Span (6 Fälle,
H 1—6).* Fünfmal ist die Reosteosynthese mit dünnem Marknagel, einmal mit Rush-Pin vorgenommen worden. Die Nagelstärke hing von der

vorgegebenen Markhöhlenweite ab; Aufbohrungen sind, jedoch nur zur Eröffnung des Pseudarthrosendeckels, ausgeführt worden. Die Versorgung mit nicht markraumschlüssigem Implantat machte in 2 Fällen zusätzliche Ruhigstellung im Gipsverband erforderlich, davon in einem Falle fortsetzende Ruhigstellung im Hülsenapparat. In den anderen Fällen hat eine Anbiegung des Nagels eine Teilstabilität verliehen, so daß Gipsverband nicht für nötig erachtet wurde. In keinem Falle konnte die funktionelle Übungsbehandlung frühzeitig aufgenommen werden. Verbleibende Beweglichkeitsbeschränkung in Schulter- und Ellbogengelenken sind durchwegs die Folge gewesen.

2. Reosteosynthesen mit intramedullärem Implantat + Fremdspan-Anlagerung (2 Fälle, H 7—8). In beiden Fällen konnte eine stabile Osteosynthese nicht erzielt werden. Die Fremdspan-Anlagerungen haben sich, wie in den vergleichbaren Fällen der anderen Gliedmaßenabschnitte, nicht bewährt, weil dem Fremdspan nicht nur die ossogene Potenz fehlt, sondern er zusätzlich noch Kräfte des Lagers beansprucht, um selbst umgebaut zu werden. Dies aber bedingt eine besonders lange Ruhigstellung der instabilen Stelle mit der Folge der Entstehung oder des Fortschreitens funktioneller Schädigungen im Weichteilmantel und im Bereich der benachbarten Gelenke. Im einen der beiden Fälle war eine Wiedereingliederung nur bedingt möglich!

3. Reosteosynthesen mit dickem Marknagel nach geschlossener Aufbohrung nach Küntscher (8 Fälle, H 9—16). Den Fällen dieser Gruppe liegen sehr unterschiedliche Ausgangsbefunde zugrunde; fünfmal war Marknagelung vorausgegangen, davon in einem Fall mit zusätzlicher Drahtumschlingung, in einem anderen Fall mit zusätzlicher Markraumspickung; in zwei Fällen sind zur Erstosteosynthese Rush-Pins benutzt worden, in einem weiteren Falle Rush-Pins und Drahtumschlingungen gemeinsam (Abb. 18).

Die Reosteosynthese wurde in allen acht Fällen nach Aufbohrung vorgenommen, die Neuversorgung erfolgte in jedem Falle mit einwandfreiem markraumschlüssigem Marknagel.

Auch die Reosteosynthese mit dickem Marknagel nach Aufbohrung garantierte nicht in jedem Fall die sofortige Wiederherstellung der knöchernen Einheit. Wie an keinem anderen Knochen erliegen die Fragmentenden des Oberarmknochens leicht der Atrophie, ohne daß selbst nach Einrichtung und Aufbohrung in jedem Falle die regeneratorische Kraft des Oberarmknochens ausreichte, um die knöcherne Wiedervereinigung herbeizuführen. Im Falle H 12 ist es trotz zweimaliger Aufbohrung und zweimalig stabiler Marknagelversorgung noch nicht zur knöchernen Ausheilung gekommen, erst die Drittosteosynthese mit sehr dickem Marknagel substituiert den zu keiner knöchernen Heilung bereiten Knochen.

Ein zweites Hindernis, das der Wiederherstellung des Oberarmes offenbar Schwierigkeiten bereitet, ist die Radialisparese, die eine Allgemeinschädigung des Armes darstellt und somit eine Minderung der Ausheilungsbereitschaft des Knochens verursacht. Die Gründe hierfür lassen sich an dem zahlenmäßig zu geringen Untersuchungsgut naturgemäß nicht ermitteln. Im übrigen ist diese Gruppe vorbelastet durch

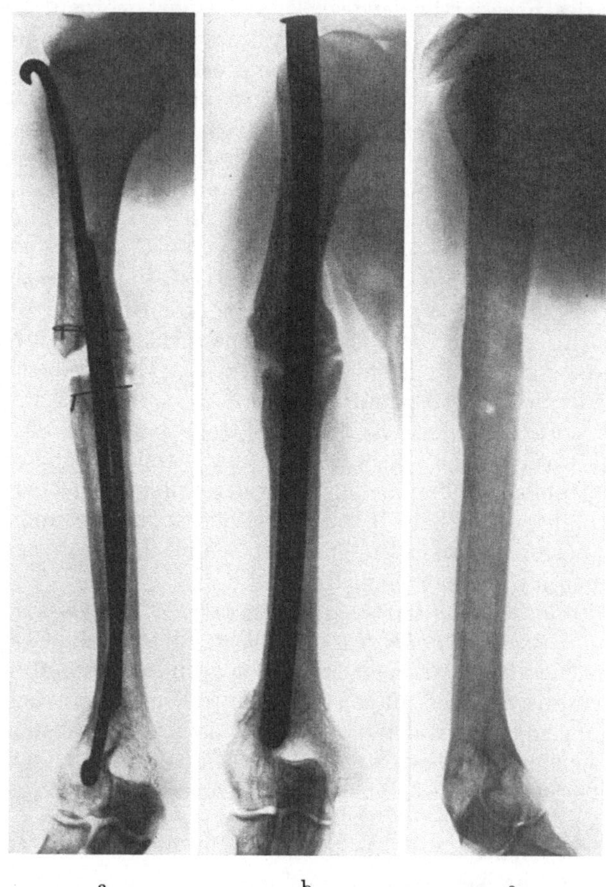

a   b   c

Abb. 18. a Defektpseudarthrose des Oberarmschaftes, trotz Spanverpflanzung und
zweifacher Rush-Pinnung sowie Drahtumschlingung nicht geheilt. Auch nach Wegnahme der Drahtumschlingungen keine Heilung; b derselbe Fall: Geschlossene
Reosteosynthese nach entsprechender Aufbohrung mit dickem Marknagel; c derselbe Fall: Wiederherstellung der knöchernen Einheit. Der Marknagel ist 15 Monate
nach der Reosteosynthese entfernt worden. Hier Zustandsbild 2¼ Jahre nach der
Reosteosynthese, 1 Jahr nach Nagelentfernung, Abb. 18. (17002/H 10). (Aus Probst,
1969)

eine große Anzahl von Nebenverletzungen, sei es des betroffenen Armes
selbst, sei es anderer Körperabschnitte; dies kommt in den erhöhten
MdE-Zahlen zum Ausdruck.

4. Reosteosynthesen mit Plattenverschraubung (5 Fälle, H 17—21). Die
Ausgangsbefunde sind wiederum völlig uneinheitlich. — Grundsätzlich
gilt auch für diese Reosteosynthese, daß die Ernährung der Oberarm-
knochenfragmente stets besonders gefährdet oder doch zumindest so
träge ist, daß die ossogene Potenz im Vergleich zu anderen Röhrenkno-

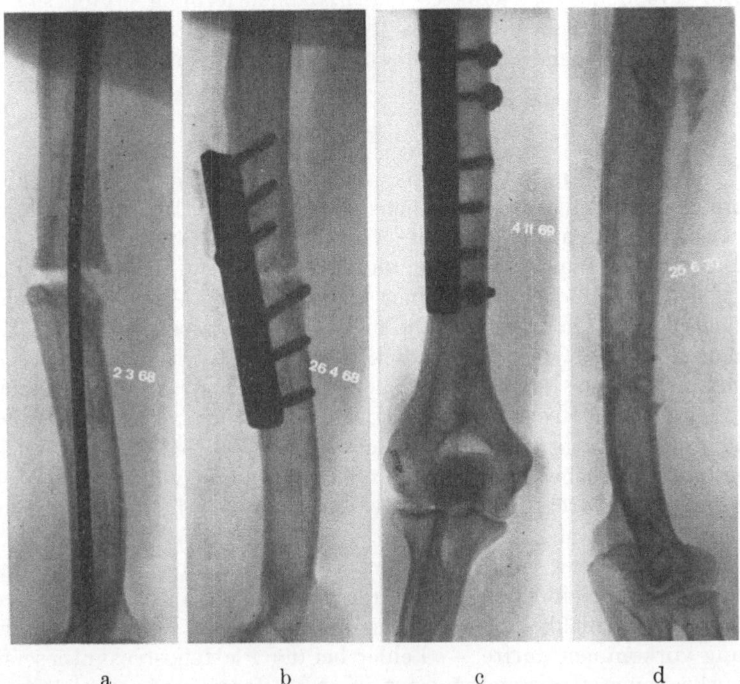

a   b   c   d

Abb. 19. (26747/H 20). a Atrophische dehiszente Pseudarthrose bei liegendem
Rush-Pin, Zustand 13 Monate nach Unfall und Versorgung; b 4 Wochen alte
Reosteosynthese mit 6-Loch-Platte, die im Ausbruch aus dem proximalen Fragment
begriffen ist; c Erneute Reosteosynthese mit 8-Loch-Platte, 3 Gegenmutter-Ver-
schraubungen, Spongiosaplastik. Ausheilungszustand 17 Monate nach zweiter
Reosteosynthese; d Zustand nach Plattenentfernung

chen als vermindert erachtet werden muß. So ist mehrfach beobachtet
worden, daß auch die bloß mechanische Zusammenfügung der Bruchenden nicht ohne weiteres die knöcherne Vereinigung von Fragment
zu Fragment zur Folge hat (Fälle H 20 und 21); dies gilt auch für Fälle
mit Druckosteosynthese. Im Röntgenbild und auch im bioptischen Befund ist dem Oberarmknochen jedoch nicht anzusehen, ob und inwieweit seine regeneratorische Potenz erhalten ist.

Biegungskräfte, die am Arm wirksam werden, führen im Laufe der
Zeit zur Lockerung der Osteosynthese, wenn nämlich die Atrophie in den
Schraubenlöchern feinste Bewegungen zuzulassen beginnt. Wo eine 3- bis
4fache Verankerung in jedem Fragment nicht möglich ist, empfiehlt sich
daher die Sicherung der Schrauben durch Gegenmuttern (Abb. 19).

Wundheilungsstörungen sowie Schädigungen des N. radialis sind nicht
vorgekommen.

Durchwegs wurden sehr gute bis gute Wiederherstellungen der Schul-
ter- und Ellbogengelenksbeweglichkeit erzielt (s. Tabelle 3).

Zur Frage des Zeitpunktes der Plattenentfernung ergibt sich die Beobachtung, daß diese ab etwa 1½ Jahre nach der Reosteosynthese, je nach röntgenologischem Durchbauungszustand, vorgenommen werden kann.

D. Fehler bei Reosteosynthesen

Versorgungen mit Rush-Pins, dünnem Marknagel sowie jegliche Kombinationen mit Fremdknochenspänen oder mit Drahtumschlingungen sind nicht mehr als geeignete Verfahren anzusehen.

Bei der Markraumaufbohrung und Versorgung mit dickem Marknagel hat sich der mögliche Fehler einer unzutreffenden Wahl der Nageleinschlagstelle hier nicht gezeigt. Die nicht durchwegs befriedigenden Endergebnisse nach Versorgung mit dickem Marknagel beruhen überwiegend auf den sehr ungünstigen Ausgangsbedingungen, der sehr lang verstrichenen Zeit vor der Reosteosynthese, den häufig vorkommenden Radialisschädigungen. Dagegen sind mögliche Fehler in Gestalt von Achsenknickung, erheblicher Drehfehlstellung, Schädigung von Ellbogen- oder Schultergelenk durch den Marknagel, Sprengung des Oberarmknochens nicht vorgekommen.

Typischer Fehler bei der Plattenosteosynthese des Oberarmschaftes dürfte die Wahl einer zu kurzen Platte sein, die in Verkennung der Darstellungsmöglichkeiten sowie bei Besorgnis einer Radialisnervenverletzung vorkommen dürfte. — Fehler bei der Plattenosteosynthese sind im vorliegenden Untersuchungsgut insofern vorgekommen, als eine zu frühe Belastung des Armes zugelassen bzw. vom Patienten gegen Anweisung vorgenommen wurde. Hierbei ist ein Ausriß der Schrauben aus ihren Lagern unvermeidlich. Man kann im übrigen der Gefahr des Schraubenausrisses durch Verwendung von Gegenmuttern begegnen. Platzmäßig ist dies am Oberarm stets durchführbar (s. Abb. 19).

E. Zusammenfassung
(unter Einschluß der medizinischen und sozialen Rehabilitation)

Sämtliche vorstehend beschriebenen 21 Fälle von Reosteosynthese des Oberarmschaftes stellen Pseudarthrosefälle dar. Korrektureingriffe sind nicht vorgekommen, die Indikation zu diesen dürfte sich nur selten stellen, wenn eine Fehlstellung funktionell nicht ausgleichbar wäre.

Die Untersuchung der Reosteosynthesefälle des Oberarmschaftes ergibt folgende wiederkehrenden Gesichtspunkte: In allen Fällen lag auch eine erhebliche Gebrauchsbehinderung des betroffenen Armes vor, in der Mehrzahl der Fälle bestand Arbeitsunfähigkeit, die sich schon allein aus dem Fehlen der mechanischen Stabilität des Oberarmes ergab. In einer großen Zahl der Fälle bestand schließlich eine mehr oder weniger ausgeprägte Allgemeinschädigung der ganzen Gliedmaße.

Grundsätzliche Voraussetzung der Indikationsstellung zur Reosteosynthese ist, die bisher unwirksame Osteosynthese in eine wirksame verwandeln zu können, also den Fremdkörper, der nicht stabilisiert, gegen einen solchen auszuwechseln, der dem Oberarm Festigkeit leiht.

Diese Forderung gilt zwar grundsätzlich für alle Osteosynthesen; sie ist aber am Oberarm deswegen von besonderer Bedeutung, weil die äußere Ruhigstellung im Gipsverband keine absolute Ruhigstellung ist und darüber hinaus eine langdauernde Allgemeinbelästigung darstellt, vor allem auch zahlreiche Gelenke ruhigstellt und infolgedessen eine vollkommene Arbeitsruhe in der Gliedmaße verursacht; die unphysiologischen Verhältnisse dauern also fort.

Die Ergebnisse der in 4 Gruppen eingeteilten Reosteosynthesemöglichkeiten (s. Tabelle 3) zeigen, daß die Versorgung mit dünnem Marknagel oder Rush-Pin + Phemister-Span operationstechnisch und auch hinsichtlich des Ergebnisses zwar durchaus befriedigend war, in jedem Falle aber eine mehrmonatige Ruhigstellung des ganzen Armes im Brust-Arm-Gipsverband erforderte, womit die Gefahr von Immobilisationsschäden sich erhöhte. Der dünne Marknagel hatte dabei nur die Funktion einer Schiene, während die Ausheilung der Pseudarthrose durch das Zusammenwirken von äußerer Ruhigstellung und biopotentem Knochenspan herbeigeführt wurde.

Die Verwendung eines den Markraum nicht ausfüllenden Implantats in Verbindung mit einem nicht lebensfrischen Span ist dagegen nicht zu empfehlen. Im Bereiche eines schon schwer geschädigten Knochens und einer allgemein geschädigten Gliedmaße kann ein toter Fremdkörper keine Wirksamkeit entfalten. Er ist auch nicht in der Lage, die notwendige Stabilität zu ersetzen.

Im Gegensatz dazu gehen die Behandlungsmethoden der Gruppen 3 und 4 (dicker Marknagel, Plattenverschraubung) darauf aus, durch die Reosteosynthese eine innere Ruhigstellung der Falschgelenkstelle unter Verzicht auf äußere Maßnahmen herzustellen und damit die Möglichkeit zu eröffnen, frühzeitig Übungsbehandlung einzuleiten, um die Gliedmaße ihrer natürlichen Gebrauchsbeanspruchung — wenn auch in begrenztem Umfange — wieder zuzuführen und damit nicht nur die Wiederherstellung der Gelenkbeweglichkeiten, sondern auch die allgemeinen Wirkungen des täglichen Gebrauchs herbeizuführen.

Der dicke, nach Aufbohrung der Markhöhle eingeführte Nagel kann eine solche vollkommene Stabilität herbeiführen, wenn die Form der Pseudarthrose dies zuläßt; die Falschgelenkstelle soll quer oder nur kurz schräg verlaufen, damit das Implantat sich auf eine möglichst weite Strecke in jedem Fragment wandschlüssig verklemmen kann. Ob es sich um eine atrophe oder um eine hypertrophische Pseudarthrose handelt, ist bei Versorgung mit dickem Marknagel unwesentlich, da die Dauer des festen Sitzes im Knochen und seiner Haltbarkeit ausreicht, um die knöcherne Ausheilung herbeizuführen. Dagegen ist der Marknagel nicht in der Lage, eine Defektpseudarthrose zur knöchernen Überbrückung zu bringen.

Ein Vorteil der Versorgung mit dickem Marknagel ist, daß diese in geschlossenem Verfahren erfolgen kann.

Ein weiterer Vorteil der Versorgung mit dickem Marknagel ist die Frühbelastbarkeit, die auch die Abkürzung des Heilverfahrens ermöglicht. Die Indikation zur Versorgung mit dickem Marknagel kann heute wesentlich weiter gestellt werden als zu der Zeit, als die Aufbohrung noch nicht durchgeführt wurde. Wenn Witt 1952 sagte, die Marknagelung habe in der Behandlung der Oberarmpseudarthrosen nur eine eng begrenzte Indikation, so ist nach heutigen Erkenntnissen vorrangig die Pseudarthrosenbehandlung mit dickem Marknagel angezeigt.

Die Aufbohrung der Oberarmmarkhöhle ist — wie die Aufbohrung jeder anderen Röhrenknochenmarkhöhle — unschädlich! Ein endostaler Gefäßübergang zwischen den beiden Fragmenten besteht ohnehin nicht. Die Einzelfragmente werden von außen ernährt, so daß es bedeutungslos ist, wenn die Markhöhle in beiden Fragmenten aufgebohrt ist.

Die Reosteosynthese durch Plattenverschraubung verfolgt ebenfalls das Ziel der absoluten Ruhigstellung der Falschgelenkstelle; dennoch stellt sie ein völlig anderes Operationsverfahren dar, das auch nicht beliebig gegen das der Marknagelung ausgetauscht werden kann. Die Plattenverschraubung stößt am Oberarm auf verschiedene Schwierigkeiten:

Zunächst ist der Zugang zur Falschgelenkstelle naturgemäß schwieriger und gefahrenreicher als bei der geschlossenen Marknagelung. Narbige Veränderungen in den den Knochen bedeckenden Weichteilen können zu einer erheblichen Verlagerung insbesondere von Nerven geführt haben. Eine weitere Gefahr ergibt sich dort, wo der Knochen stärker atrophiert ist, so daß ein dauerhaft fester Sitz der Schrauben nur schwer zu erreichen ist.

Die Plattenverschraubung eröffnet andererseits eine Reihe von Vorteilen: In Fehlstellung befindliche Fragmente können in anatomische Stellung gebracht und in dieser festgehalten werden. Es ist auch möglich, die Pseudarthrose unter Druck zu stellen (Abb. 20). Schließlich kann die Plattenverschraubung mit einer Spongiosaplastik verbunden werden. Unter der Operation können nekroseverdächtige Knochenstücke entfernt und durch Spongiosa ersetzt werden.

Bei der Marknagelung mit gleichzeitiger Spongiosaplastik begibt man sich des Vorteils der geschlossenen Operation, so daß innere und äußere Oberfläche des Knochens freigelegt werden müssen. Bei der Plattenverschraubung wird nur die äußere Oberfläche des Knochens freigelegt, die Markhöhle bleibt unberührt.

Auf die Notwendigkeit einer für längere Zeit festen Verankerung der Platte am Knochen wurde schon hingewiesen; eine Täuschung ist hier leicht möglich. Es ist zu bedenken, daß der atrophische Knochen rasch nachgibt, so daß eine Schraubenlockerung frühzeitig auftreten kann; ist sie eingetreten, ist die Osteosynthese nicht mehr stabil. Daher sind genügend lange Platten an beiden Fragmenten so auszulegen, daß mindestens 3, besser jedoch je 4 Schrauben zu setzen sind. Nötigenfalls sind Gegenmuttern anzubringen.

Im Gegensatz zur besseren Belastbarkeit des Oberarmes bei Nagelung ist die geliehene Stabilität bei Plattenverschraubung geringer, wobei sich dies nicht aus der Belastbarkeit der Platte oder der Schrauben, sondern aus der Belastbarkeit der „Verbindung" von knöchernem Schraubenlager und metallischem Schraubengewinde errechnet. Hierauf muß der

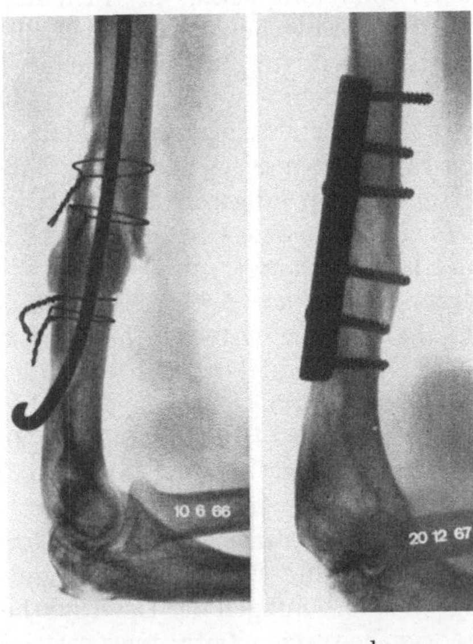

a   b

Abb. 20. (23202/H 18). a Schwach hypertrophische Pseudarthrose des Oberarmschaftes bei ungünstig liegendem Rush-Pin und abschnürend wirkenden Drahtumschlingungen. Zustand ½ Jahr nach Versorgung; b Reosteosynthese durch 6-Loch-Plattenverschraubung. Innerhalb von 18 Monaten voll strukturierte Wiederherstellung der knöchernen Einheit

Patient aufmerksam gemacht werden, um die Armtätigkeit entsprechend einzuschränken.

Die Behandlungsdauer ist bei der Plattenverschraubung länger als bei der Marknagelung, was sich aus der Art der Implantatverankerung leicht ergibt.

Auf operationstechnische Schwierigkeiten bei der Plattenverschraubung wurde schon hingewiesen. In keinem der hier erläuterten Fälle ist bei der operativen Plattenverschraubung eine Radialisschädigung eingetreten.

Zweifel an der Zulässigkeit des Wechsels in der Methode, also der Reosteosynthese mit Plattenverschraubung nach voraufgegangener Marknagelung oder umgekehrt ergeben sich uns nicht. Es sei dennoch darauf hingewiesen, daß die AO vor der Plattenverschraubung nach voraufgegangener Marknagelung warnt (Schneider), weil sie die Ernährung des Knochens dann für gefährdet hält.

Die Reosteosynthese des Oberarmschaftes ist stets gerechtfertigt, wenn der bestehende Zustand Aussicht auf Wiederherstellung der knöchernen Einheit aus sich selbst heraus nicht mehr erwarten läßt. Geeignet für die Reosteosynthese sind die Versorgung mit dickem Marknagel nach Aufbohrung der Markhöhle (Küntscher) und die Plattenverschraubung in ihren verschiedenen Anwendungsarten (AO). Von Fall zu Fall ist zu

entscheiden, ob eine Spongiosaplastik, in Ausnahmefällen eine Spanplastik, hinzuzufügen ist. Entscheidend ist aber die Herstellung einer
absolut unbeweglichen Vereinigung der Fragmente. Die Vorteile beider
Behandlungsverfahren bestehen — neben der Herstellung der knöchernen
Einheit — vorwiegend in der Möglichkeit frühzeitiger Wiederaufnahme
der physiologischen Funktionen der ganzen Gliedmaße und damit in der
Vermeidung oder Heilung von Folgeschäden. Stets ist zu beachten, daß
vom Zustand des Armes die ganze Gliedmaße und damit auch die Gebrauchsfähigkeit der Hand abhängt.

Für die Wiederherstellung der Arbeitsfähigkeit und die soziale Rehabilitation stellen die stabilen Osteosyntheseverfahren auch bei Reosteosynthese das Mittel der Wahl dar. Denn allein diese Verfahren lassen
einen weitgehend unbehinderten Gebrauch der Gliedmaße zu. In den
vorliegenden 21 Fällen konnten 14 Pat. vollständig, 6 weitere an einem
anderen Arbeitsplatz rehabilitiert werden, nur in 1 Fall war keine befriedigende Wiedereingliederung möglich.

Die Frage, wie sich der Oberarmschaft zur Reosteosynthese verhält,
beantwortet sich nach dem untersuchten Krankengut dahingehend, daß
ein- und mehrmalige Wiederholungen der Osteosynthese ohne Zwischen-
schaltung eines osteosynthesefreien Zeitraumes vertragen werden (s. Abb.
18, S. 48). Die Zahl der Fälle ist freilich viel zu gering, um gültige Aus-
sagen darüber zu erhalten, ob eine kennzeichnende Erschwerung der
Wiederherstellung im ganzen oder der Knochenbruchheilung bei wiederholter Reosteosynthese zu erwarten ist.

Nichts kennzeichnet aber besser den Wert der Reosteosynthese wie
die briefliche Äußerung eines Patienten (H 21), der sich zwei Reosteosynthesen am Oberarm hatte unterziehen müssen, in einem nach der
Entlassung geschriebenen Brief: „Sonst darf ich berichten, daß ich mich
über meinen „neugewonnenen" Arm sehr freue."

3. Reosteosynthesen des Unterarmschaftes

A. Allgemeine Vorbemerkungen

Der Unterarm ist die Basis der Hand, unseres für Beruf und Arbeit
und für zahlreiche lebensnotwendige Verrichtungen bedeutendsten Or-
gans nächst dem Gehirn. Jede Beeinträchtigung des Unterarmes bedeutet
auch eine Beeinträchtigung der Hand. Im Bereiche des Unterarmes erfüllen die proximalen ellbogengelenknahen Abschnitte andere Aufgaben
als die distalen handgelenksnahen. Der Schaftbereich ist nicht bloß Ver-
bindungsstück, sondern darüber hinaus von eigenständiger funktioneller
Bedeutung, weil neben der Trag- und Stützfunktion für die Hand
wesentliche Bewegungsvorgänge, die erst der Hand ihre Wirksamkeit
verleihen, hervorgebracht oder gelenkt werden.

Gegenüber allen anderen Gliedmaßenabschnitten ist der Unterarm
ausgezeichnet durch die ausgeprägt funktionell bestimmte Korrelation
zwischen dem der Speiche und dem der Elle zugeordneten Bereich. Die
Störung des einen zieht mehr oder weniger vollständig auch eine Störung
des anderen Bereiches nach sich.

Andererseits ergeben sich aus den anatomischen Bedingungen Schwierigkeiten für Einrichtung, Haltung und Ausheilung der Schaftbrüche. Bei Falschgelenkbildungen treten sie ähnlich und gradmäßig häufig erschwert dem Behandler gegenüber.

Neben der Pseudarthrose mit und ohne Fehlstellung stellen im Gegensatz zum verformt, abgeknickt, verdreht oder verkürzt geheilten Röhrenknochen eines anderen Gliedmaßenabschnittes diese Formabweichungen am Unterarm nicht zu umgehende Hindernisse für den Gebrauch der Gliedmaße dar. — Aufgrund von Nachuntersuchungen bei 176 Arbeitsverletzten mit Unterarmbrüchen, die konservativ behandelt worden waren, stellte Leitz eine Pseudarthroserate von 17%, funktionsbeeinträchtigende Fehlstellungen in 12,4%, leichte Knickbildungen bis höchstens 20° in 17,1% dieser Fälle fest. Brückencallus trat nur einmal auf. Außer den 30 Pseudarthroseträgern mußten auch 24% der lediglich mit funktionsbehindernden Schäden davongekommenen Verletzten Dauerrenten gewährt werden. Insgesamt sind also fast 37% der Verletzten nicht voll wiederhergestellt worden. Die von Leitz nachuntersuchten 57 operativ behandelten Verletzten wiesen aber ebenfalls eine Pseudarthroserate von 17%, eine Stellungsverschlechterung in 12,4% und eine wesentliche bleibende Funktionseinschränkung bei mehr als 40% der Fälle auf.

Im Gegensatz zur Behandlung des frischen Knochenbruches am Unterarm, die in den dafür geeigneten Fällen durchaus konservativ erfolgen kann, ist eine konservative Behandlung der Pseudarthrosen und erst recht der nach Osteosynthese nicht heilenden Pseudarthrosen nicht denkbar; auch eine Umstellungsosteotomie muß stets mit einer erneuten Osteosynthese abgeschlossen werden. Nur jene seltenen straffen Ellenpseudarthrosen, die funktionell keine Ausfälle bedingen, sind erfolgreicher konservativer Behandlung zugänglich. Auch die Fortsetzung der Pseudarthrosenbehandlung nach erfolgloser Osteosynthese mittels Gipsverband ist zu widerraten, weil hierdurch eine langdauernde Ruhigstellung eines ausgedehnten Gliedmaßenabschnittes eingeleitet und damit ein für die spätere Gebrauchsfähigkeit des Unterarmes und der Hand vernichtendes Urteil gesprochen wird.

Weil die Frage der Ruhigstellung im Gipsverband für den Unterarm eine so überragende Bedeutung hat, muß zwischen der Aufhebung der statischen Funktion und dem Ausfall der funktionellen Tätigkeit des Gliedmaßenabschnittes unterschieden werden. Im ersten Falle tritt lediglich Inaktivitätsatrophie ein, weil der biologische Reiz für die Aufrechterhaltung der Leistungsstruktur entfallen ist; im zweiten Falle erfolgt eine Veränderung der Stoffwechselvorgänge, wobei regeneratorische und pathologisch-metabolische Vorgänge zugleich ablaufen. Im Gegensatz zur nur vorübergehenden und reversiblen Inaktivitätsatrophie entwickelt sich im Anschluß an die Knochenverletzung sehr rasch eine akute Entkalkung, die nur röntgenologisch als solche beeindruckt, in Wirklichkeit aber nicht einen Abbau-, sondern einen Umbauvorgang darstellt. Diese Vorgänge erstrecken sich auch auf Weichteile, insbesondere Muskulatur und Zwischenknochenmembran. Die aktive Bewegung des Muskelmantels stellt, unabhängig vom Umfang der Bewegung, den physiologischen Reiz im Sinne von Kontraktion und Tonisierung dar; die Gesunderhaltung der Muskulatur ist ihrerseits bedeutungsvoll für die Herstellung physiologischer Verhältnisse am Knochen, da die aktive Bewegung des Muskels eine Belastung des Knochens und damit ebenfalls eine physiologische Reizbeeinflussung desselben bewirkt.

Eine nur dem Unterarm zukommende Eigentümlichkeit ist die mitunter pathologische Wirksamkeit gewinnende Zwischenknochenmembran. Bei veränderten Zuordnungsverhältnissen der Unterarmknochen erfolgt Schrumpfung dieser Membran, die ihrerseits nicht nur die Bewegungen der Knochen oder ihrer Fragmente hindert, sondern selbst die Fehlstellung „aktiv" aufrechterhält, weil eine unphysiologische Bewegung an der Pseudarthrose bewirkt wird. Wiederherstellende Eingriffe müssen daher mit Korrektur an der Zwischenmembran einhergehen. Oft genügt eine winkelförmige Einschneidung, in anderen Fällen wird eine ausgedehnte Resektion notwendig.

Neben den Pseudarthroseoperationen und den stellungsverbessernden Eingriffen bei Achsenknickungen und Verformungen an ehemaligen Bruchstellen gehört als dritter Eingriff die Verkürzungsosteotomie — zumeist der Elle — zu den wichtigsten Wiederherstellungsmaßnahmen am Unterarm. Eine Verlängerungsosteotomie der Speiche kommt hingegen in Betracht, wo nur die Speiche verletzt war und diese sich aus eigener Substanz oder unter Hinzufügung autoplastischer Spongiosa auch wieder aufbauen läßt. Dieses Vorgehen hat den Vorteil, daß die Zuordnungsverhältnisse den gewachsenen anatomischen Bedingungen entsprechen.

Leitz hat auch auf die gelegentlich günstige Rotationsosteotomie aufmerksam gemacht; sie wird aber wohl nur selten als Reosteosyntheseeingriff durchgeführt werden.

B. Allgemeines zur Operationstechnik

Die Operationstechnik ist bei der Marknagelung nach Küntscher einfach hinsichtlich des Zuganges. Liegt ein intramedulläres Implantat, wird immer mit einer geschlossenen Reosteosynthese auszukommen sein. Der Weg ist vorgezeichnet. Gefahren bestehen, wo der Knochen stark atrophisch ist und nur eine dünne Wandung aufweist; hier kann der Bohrer den Markraum leicht verlassen, die Aufbohrung muß infolgedessen unter Kontrolle des Bildwandlers erfolgen. Wandert der Bohrkopf aus dem Knochen aus, ist, wenn nicht ganz sicher die Lage des Führungsdrahtes wiederhergestellt werden kann, die geschlossene Aufbohrung aufzugeben, da sie meistens nur zu einer irreparablen Wegfräsung der Knochenwand führt, während die Herstellung einer gleichmäßig weiten Markhöhle als Vorbedingung einer stabilen Osteosynthese nicht mehr zu erreichen ist.

Mit der intramedullären Osteotomie nach Küntscher habe ich am Unterarm keine eigenen Erfahrungen. Küntscher wendet die geschlossene Aufbohrung und Marknagelung auch dort an, wo Drahtumschlingungen liegen, er läßt diese unberücksichtigt oder zersprengt sie einfach. Diesem Verfahren folgt das UKM nicht, sondern läßt einen Eingriff zur Entfernung der Drahtumschlingung etwa 3 Wochen vor der Reosteosynthese vorausgehen.

Die Operationstechnik bei der Reosteosynthese mittels Plattenverschraubung entspricht den auch sonst gültigen Vorschriften. Der Zugang richtet sich nach der Örtlichkeit. Dabei sind die Nervenaufgabelungen, insbesondere des N. radialis, sorgfältig zu schonen, da ihre Erhaltung im Interesse der raschen Gesamtwiederherstellung — Unterarm ist Basis der Hand! — notwendig ist. Die Länge der Platten ist eher größer als zu kurz zu wählen, während die Plattenstärke nicht ausschlaggebend ist. Wir haben sowohl schmale Massivplatten als auch Halbrohrplatten zu Reosteosynthesen erfolgreich benutzt. Da bei voraufgegangener Marknagelung die Tragfähigkeit der Knochenrinden stark herabgesetzt ist, ist eine reichliche Längenwahl der Platten erforderlich.

Eigentliche diagnostische Schwierigkeiten ergeben sich bei der Indikationsstellung zur Reosteosynthese am Unterarmschaft nicht. Die Beurteilung der Gebrauchsfähigkeit von Hand und Unterarm kann sich allerdings nicht allein nach dem Grad der knöchernen Durchbauung richten, maßgebend ist vielmehr die Funktion. Dabei sind auch die Weichteilschädigungen zu berücksichtigen. Drehfehlstellungen eines Unterarmknochens sind nicht leicht zu erkennen; liegt ein Bewegungsausfall in der Unterarmumwendbewegung vor, muß dieser Erscheinung durch vergleichende Röntgenaufnahmen beider Unterarme in verschiedenen Funktionsstellungen nachgegangen werden. Dies ist erforderlich, um weitere Indikationen stellen zu können, sei es zur Rotationsosteotomie, sei es zur Behandlung von Weichteilschäden. Die Wiederherstellung der Fähigkeit zur aktiven und kraftvollen Unterarmumwendbewegung ist für den späteren Gebrauchswert der Hand von wesentlicher Bedeutung.

C. Angewandte Reosteosyntheseverfahren und ihre Erkenntnisse
(Tabelle 4, s. Anhang)

Die Tabelle läßt ein außerordentlich vielseitiges Bild sowohl der Vor- und Zwischenbehandlungen als auch der endgültigen Reosteosynthesen erkennen, noch kompliziert durch die Tatsache, daß in manchen Fällen der eine, in anderen Fällen der andere, in wieder anderen beide Unterarmknochen versorgt worden sind.

1. Gruppe: Reosteosynthesen der Elle mit dünnem Marknagel + Phemister-Span + Gipsverband (5 Fälle, A 1—5). Vier dieser Fälle sind mit dünnen Markimplantaten, die die Markhöhle nicht ausfüllen und sich mit derselben nicht verklemmen konnten, zur Reosteosynthese versorgt worden, in allen Fällen wurde zusätzlich eine Eigenspanplastik vorgenommen, 3 × mit Phemister-Span, 1 × mit Beckenkamm-Spongiosa. Nur im Falle A 5 ist die Markhöhle aufgebohrt worden. Die Fälle A 1—4 zeigen eine wesentlich längere, der Fall A 5 eine verhältnismäßig kurze Heilungszeit. Begünstigt wurde dies jedoch durch die Tatsache, daß es sich im Falle A 5 um eine hypertrophische, in den übrigen Fällen um eine atrophische Pseudarthrose handelte.

Die Dauer der äußeren Ruhigstellung im Gipsverband spiegelt sich in den funktionellen Ergebnissen, die kaum verbessert, im Fall A 4 jedoch verschlechtert wurden, wieder; im Fall 4 mußte noch für längere Zeit eine Unterarmhülse gegeben werden.

Trotzdem ist in allen Fällen die Wiedereingliederung erzielt worden.

In allen Fällen trat nach der Reosteosynthese primäre Wundheilung ein; eine antibiotische Prophylaxe hat daran nicht mitgewirkt.

2. Gruppe: Reosteosynthesen beider Unterarmknochen mit intramedullären Implantaten + Phemister-Span + Gipsverband (3 Fälle, A 6—8). Alle 3 Fälle lassen erkennen, daß die Reosteosynthese mit nicht markraumfüllenden Nägeln oder Rush-Pins ungenügend ist, auch wenn schließlich die knöcherne Ausheilung noch erreicht wurde, was in erster Linie der Anpflanzung von Phemister-Spänen zuzuschreiben ist. In den Fällen A 7 und 8 gelang die Ausheilung nur über den Umweg der Ruhigstellung im Schienenhülsenapparat. Die physio-therapeutischen Maßnahmen wurden durch die notwendige äußere Ruhigstellung behindert oder unterbunden, so daß die funktionellen Ergebnisse entsprechend schlecht sind.

3. Gruppe: Reosteosynthesen beider Unterarmknochen mit intramedullären Implantaten + Fremdspan-Anlagerung (Kieler Span) (3 Fälle, A 9—11). Nur im Falle A 9 kann von einem hinreichend befriedigenden anatomischen Endergebnis gesprochen werden, weil hier in guten Stellungsverhältnissen und mit leidlichem funktionellen Ergebnis die Reosteosynthese abgeschlossen werden konnte. In den Fällen A 10 und 11 hat sich die Unwirksamkeit der Kieler Späne erneut erwiesen. Daß die soziale Rehabilitation in allen 3 Fällen gelang, steht dieser Kritik nicht entgegen.

Die Metallimplantate waren durchwegs nicht stabilisierend. Eine zu Beginn oder kurz nach der Reosteosynthese möglicherweise noch vorhandene Festigkeit im Markraumlager dürfte aufgrund der eintretenden Resorption bei ungenügender Flächenhaftung im Markraum bald aufgebraucht gewesen sein. Die ungenügende Ruhigstellung macht es dem Gefäßbindegewebe vollends unmöglich, den Umbau des Fremdspanes vorzunehmen und mit Hilfe des dargebotenen Gerüstes eine knöcherne Überbrückung zu bauen. Vielmehr bleibt der Kieler Span immer ein Fremdkörper, der bei jeglicher feiner Bewegung die mühsam angebauten Gefäßbrücken wieder zerreißt, weil er selbst eine stabilisierende Wirkung nicht abgeben kann.

Die Anlagerung des Kieler Spanes führt nicht nur zur räumlichen Beengung, sondern verzehrt auch die ohnehin schwachen Regenerationskräfte des Lagergewebes. Die röntgenologisch zu verfolgenden Umbauvorgänge, die irrtümlich als Anbau des Fremdspanes gedeutet werden, verführen im übrigen dazu, die Ruhigstellung im Gipsverband oder später im Schienenhülsenapparat immer mehr zu verlängern, in der Hoffnung, es komme doch noch zur knöchernen Verfestigung. Dadurch werden die benachbarten Gelenke ruhiggestellt, es tritt also eine zusätzliche Schädigung der Gelenke, ferner der Muskeln, Bänder und der Zwischenknochenmembran ein.

4. Gruppe: Reosteosynthesen der Elle oder Speiche mit Marknagelung und Aufbohrung nach Küntscher (5 Fälle, A 12—16). In dieser Gruppe wird als Fall A 16 auch eine Reosteosynthese mit Rush-Pin ohne Aufbohrung geführt, weil sie sich dieser Gruppe charakterlich am ehesten einordnen läßt.

In drei der vier mit Marknagelung versehenen Fälle handelte es sich um gemeine Pseudarthrosen von Elle oder Speiche, die sämtlich zuerst mit Rush-Pins versorgt worden waren. In drei Fällen hat die Reosteosynthese nach Aufbohrung und Versorgung mit dickem, in beiden Fragmenten wandschlüssigem Marknagel rasch zur knöchernen Vereinigung der Fragmente geführt. In allen drei Fällen konnte auch sofort die Übungsbehandlung eingeleitet und auf einen zusätzlichen Gipsverband verzichtet werden. Ein Anzeichen für die Stabilität ist das Ausbleiben der periostalen Callusmanschette (Fall A 13) (Abb. 21).

Für die Wirksamkeit des Verfahrens der stabilen Marknagelung spricht auch die Tatsache, daß immer ein rascher Rückgang der Entkalkungserscheinungen in den distalen Gliedabschnitten beobachtet werden kann. Hierfür ist von wesentlicher Bedeutung die Freiheit des Handgelenkes von Behinderungen durch äußere Ruhigstellung.

Fall A 14 stellt eine Reosteosynthese zwecks Verkürzungsosteotomie dar. Diese wurde vorgenommen wegen relativen Ellenvorschubs. Der Eingriff ist mit einwandfreiem Ergebnis abgeschlossen worden.

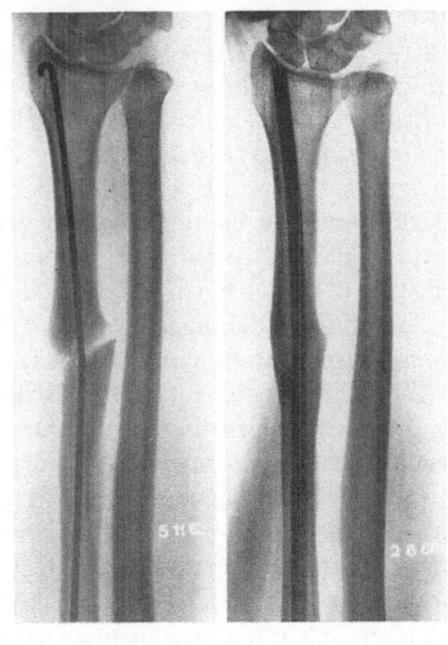

a   b

Abb. 21. (18584/A 13). a Hypertrophische Speichenpseudarthrose mit gebrochenem, sehr dünnem Rush-Pin bei idealer Achsenstellung in beiden Richtungen, Zustand 40 Wochen nach Versorgung; b Reosteosynthese mit wandschlüssigem Marknagel. Ausheilungszustand unmittelbar vor Nagelentfernung, 31 Monate nach Reosteosynthese

Im Fall A 16 wurde die Reosteosynthese vorgenommen, weil das vorstehende Pin-Ende das Handgelenk blockierte. Die knöcherne Durchbauung der Sägewunde der Speiche war zum Stillstand gekommen. Nach Beseitigung des hebelartig wirkenden Hindernisses knöcherne Ausheilung.

5. Gruppe: Reosteosynthesen mit extramedullären Implantaten (Plattenverschraubung).

Untergruppe 5a: Reosteosynthesen der Speiche mit Plattenverschraubung (4 Fälle, A 17—20). Reosteosynthesen mit Plattenverschraubung wurden am Einzelknochen 4× vorgenommen, nachdem in 3 Fällen eine intramedulläre Osteosynthese voraufgegangen war, in einem weiteren Falle eine doppelte Drahtnaht stattgefunden hatte. Aus dem Wechsel der Osteosynthesemethode vom intramedullären zum extramedullären Implantat ist ein Nachteil nicht entstanden. Nichts am Verlauf und an knöcherner Ausheilungsart deutet darauf hin, daß der Übergang vom einen zum anderen Implantat — ohne Zwischenpause — die knöcherne Durchbauung verzögerte (Abb. 22).

Im Fall A 20 beruht der verlängerte Verlauf mit nur schmaler Knochenbrückenbildung auf dem Verlust eines Knochenstückes; hier wäre eine Spongiosaeinpflanzung nötig gewesen.

Die Länge der Implantate (4—6-Loch-Platten) reichte in sämtlichen Fällen aus.

Der Verlauf der Pseudarthrosenheilung ging so rasch voran, daß jeweils 2 Monate nach Reosteosynthese volle Beanspruchbarkeit für alle Übungsbehandlungsmaßnahmen gegeben und alsbald auch volle Belastbarkeit eingetreten war.

In allen Fällen trat — auch trotz des Wechsels von einer zur anderen Implantatart — primäre Wundheilung ein.

Untergruppe 5b: Reosteosynthesen der Elle mit Plattenverschraubung, teilweise mit zusätzlicher Spongiosaplastik (7 Fälle, A 21—27). Die Tabelle zeigt hier ein besonders vielgestaltiges Bild hinsichtlich des Wechsels von einem Implantat zum anderen bei der Reosteosynthese: Es kommen nämlich als Implantate zur 1. Osteosynthese je einmal vor: der dicke Marknagel mit Kieler Span (21), der Rush-Pin (22), der dünne Marknagel (23), der Markdraht (24), die Bündelnagelung mit 4 Kirschner-Drähten (25), die Versorgung mit zwei Laneschen Platten (26) und die 4-Loch-Druckplatte der AO (27). Zur Reosteosynthese wurde nur in einem Fall (A 26) die einfache Plattenverschraubung benutzt, während in allen 6 anderen Fällen Druckplattenverschraubungen vorgenommen wurden, davon 2mal mit gleichzeitiger Spongiosaanpflanzung (A 22 und 23).

In allen Fällen wurde das Ziel der Reosteosynthese, die knöcherne Wiedervereinigung der Fragmente, erreicht, in drei Fällen mit einem etwas verzögerten Verlauf (A 21, 23, 25). Die Zeitdauer der knöchernen Ausheilung war nicht identisch mit der Zeitdauer der notwendigen stationären Behandlung, vielmehr konnten die Patienten, soweit keine Nebenverletzungen vorlagen, nach kurzer Zeit aus der Krankenhausbehandlung entlassen werden.

Entscheidender Vorteil der Plattenreosteosynthese war in allen Fällen die rasche Wiederherstellung der natürlichen Beweglichkeit, insbeson-

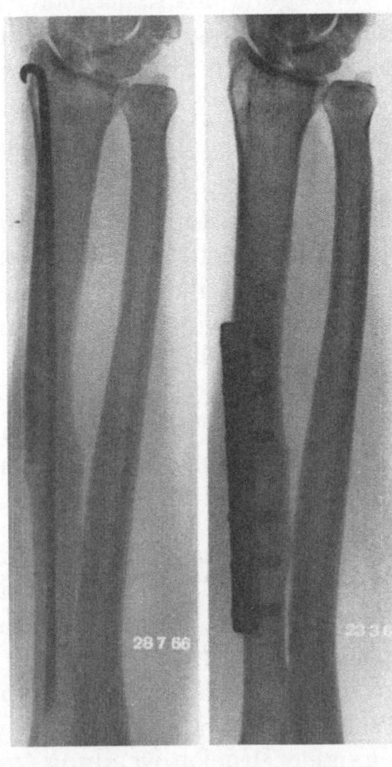

a   b

Abb. 22. (23577/A 17). a Schwach hypertrophische Speichenpseudarthrose mit nicht stabilisierendem dünnem Rush-Pin, Zustand 29 Wochen nach Versorgung; b Reosteosynthese mit 6-Loch-Druckplatten-Verschraubung. Ausheilungszustand 2 Monate vor Plattenentfernung, die 10 Monate nach Reosteosynthese erfolgte

dere der Unterarmdrehbeweglichkeit. In einem Teil der Fälle wurden bei der Osteosynthese drehbehindernde Verformungen, Fehlstellungen und Lockerungen der Fragmente beseitigt.

Alle sieben Verletzten wurden beruflich wieder eingegliedert.

In sämtlichen Fällen ist primäre Wundheilung eingetreten, nur in einem Fall (A 26) ist es, als der Patient bereits wieder im Beruf stand, zur Anschwellung des Unterarmes und schließlich zur Ausbildung von 2 Fisteln im Bereich der Operationsnarbe gekommen. Hier waren bei der Plattenentfernung, 9 Monate nach der Reosteosynthese, zwei Schrauben locker und ließen sich ohne Drehung herausziehen. Die bakteriologische Untersuchung ergab keinen Nachweis pathogener Keime; demnach hat es sich um eine blande Entzündung im Sinne einer Fremdkörperreaktion gehandelt.

Da in dieser Gruppe fast alle Implantatarten bei der Erstosteosynthese oder dem Wiederholungseingriff vorgekommen sind, kann ausgesagt werden, daß die Art der Erstosteosynthese auf den Verlauf der Reosteosynthese keinen kennzeichnenden Einfluß nimmt. Weder bei der dünnen, noch bei der dicken Marknagelung, weder bei der Rush-Pinnung noch bei der Markdrahtung, weder nach der Anpflanzung eines Keiler

Spanes noch nach der Versorgung mit Laneschen Platten und schließlich auch nicht nach der Bündelnagelung hat die extramedulläre Plattenverschraubung als Reosteosynthese insoweit Schwierigkeiten nach sich gezogen.

Indikationen zur Versorgung mit äußeren Hilfsmitteln haben sich nicht ergeben.

Die Indikationsstellung zur Plattenverschraubung läßt sich folgendermaßen zusammenfassen: Sowohl bei Pseudarthrosen atropher wie hypertrophischer Art als auch bei Umstellungsosteotomien ist die Plattenverschraubung der Elle geeignet, zu einer raschen knöchernen Heilung zu verhelfen. Die Indikationen überschneiden sich in einem Teil der Fälle mit denen der dicken Marknagelung. Die Plattenverschraubung hat aber den Vorteil, daß jede Drehung der Fragmente gegeneinander ausgeschaltet ist. Es empfiehlt sich, zur Sicherung der zeitlichen Dauer der Stabilität in jedem der beiden Hauptfragmente 3 Schrauben zu setzen.

Untergruppe 5c: Reosteosynthesen beider Unterarmknochen mit Plattenverschraubung (4 Fälle, A 28—31). In 3 Fällen sind dünne, den Markraum nicht füllende intramedulläre Implantate als Erstosteosynthesen angewandt worden, in einem Fall (A 31) ging der Reosteosynthese die Plattenverschraubung beider Unterarmknochen voraus. In allen Fällen handelte es sich um Pseudarthrosen. Die Reosteosynthesen der Speiche wurden sämtlich mit axialer Druckanwendung vorgenommen, die der Elle nur in 3 Fällen (Ausnahmefall A 28). Eine Spongiosaplastik ist in keinem Fall vorgenommen worden.

Die Art der zur Erstosteosynthese benutzten Implantate hatte keinen Einfluß auf die knöcherne Heilung nach Reosteosynthese. Ebenso hat sich in keinem Falle ein Hinweis darauf ergeben, daß der Wechsel vom intramedullären zum extramedullären Implantat heilungsverzögernd oder sonst irgendwie nachteilig gewesen wäre.

Die Heilungsdauer der Pseudarthrosen war unterschiedlich. Im Falle A 28 kam es zur raschen Heilung der hypertrophischen Pseudarthrosen. Im Falle A 29 mit Ausbruch eines keilförmigen Stückes aus der Elle war ein etwas langsamerer Verlauf der knöchernen Durchbauung an Elle und an Speiche zu beobachten; in diesem Falle bestand auch eine circuläre Weichteildurchschneidung mit Verletzung aller 3 Nervenstämme, die Pseudarthrosen waren atrophen Charakters. Im Falle A 31 ist eine stark verzögerte knöcherne Durchbauung bei atrophischen Ausgangsverhältnissen eingetreten; Spongiosaplastik wäre hier angezeigt gewesen (Abb. 23).

Eine äußere Ruhigstellung war in keinem Falle nötig. Jedoch ist im Falle A 30 wegen der besonderen Arbeitsbedingungen (Bergmann) eine Unterarmhülse gegeben worden, deren Verwendung allein auf den Arbeitseinsatz beschränkt bleiben sollte.

In allen Fällen ist nach der Reosteosynthese primäre Wundheilung eingetreten; neurologische Schäden haben sich insoweit nicht nachteilig ausgewirkt.

In sämtlichen Fällen gelang die berufliche Wiedereingliederung.

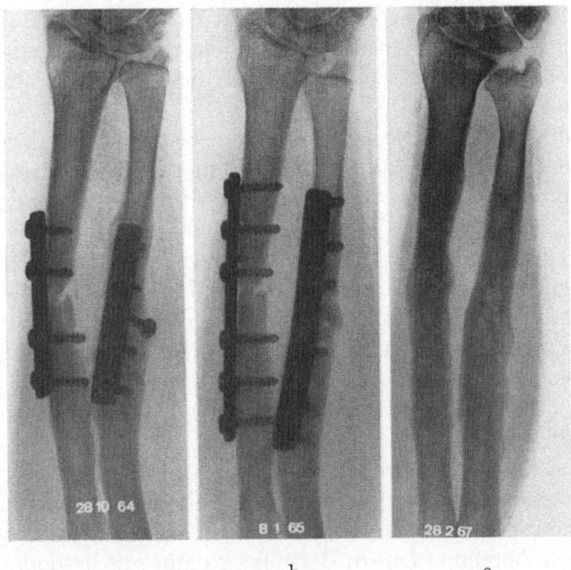

a   b   c

Abb. 23. (20292/A 31). a Atrophische Pseudarthrosen von Elle und Speiche, beide mit unzulänglichen Plattenosteosynthesen versorgt. Zustand 30 Wochen nach Versorgung; b Reosteosynthesen beider Unterarmknochen jeweils mit 6-Loch-Druckplatte; c Ausheilungszustand kurz nach Plattenentfernung, die 2 Jahre nach Reosteosynthese vorgenommen worden war

D. Fehler bei Reosteosynthesen

Die Durchsicht der Fälle der Gruppen 4 und 5 hat bei nachträglicher Betrachtung keinen Hinweis für schwerwiegende technische oder indikatorische Fehler ergeben. Vollkommen fehlerfrei sind die Fälle der Marknagelung mit dickem Marknagel; bei den Fällen der Plattenosteosynthese hat sich nachträglich herausgestellt, daß im Falle A 20 die gewählte Platte mit 3 Löchern im distalen Fragment ein wenig kurz war und 4—5 Löcher lang hätte sein können. In einigen Fällen wäre die Anpflanzung von Spongiosa zur Herbeiführung einer rascheren und rascher stabil werdenden Durchbauung zweckmäßig gewesen, während von einem Fehlverhalten nicht gesprochen werden kann.

Auch bei Reosteosynthese am Unterarm sind naturgemäß die sonst vorkommenden Fehlermöglichkeiten, die bei Osteosynthesen auftreten können, gegeben. Die indikatorischen Fehler sind allgemeiner Natur, was nicht besonders erwähnt zu werden braucht. Die technischen Fehler liegen bei der Marknagelung hauptsächlich in der Gefahr des falschen Bohrweges und des falschen Nagelweges sowie in der Gefahr der Abfräsung einer Knochenwand. Zu kurze oder zu lange Nägel werden bei Osteosynthesen ebenfalls öfters beobachtet, dieser Fehler kann naturgemäß auch bei der Pseudarthrosenversorgung vorkommen. Die technischen Fehler: Wahl eines zu starken oder Wahl eines zu schwachen Nagels, brauchen nicht besonders erwähnt zu werden.

Bei der Plattenosteosynthese ist besonders auf genügende Länge der Platten in jedem Fragment zu achten; hier liegt in keinem Fall Fehlwahl vor.

Ein besonderes Problem des Unterarmes ist das Verhalten der Membrana interossea. Sie gerät unter Fehlstellung rasch in Kontraktur. Daher muß während der Vornahme der Reosteosynthese, insbesondere aber bei Beendigung derselben vor Wundschluß nachgeprüft werden, ob freie Beweglichkeit bei einwandfreien Stellungsverhältnissen der Knochen und Gelenke gegeben ist. Ist dies nicht der Fall, besteht der Verdacht auf Kontraktur der Zwischenknochenmembran, die dann zur Herbeiführung und Erhaltung eines guten funktionellen Ergebnisses aufgetrennt und nötigenfalls einer Plastik unterzogen werden muß. Die Bewegungsprobe nimmt man zweckmäßigerweise unter Kontrolle des Röntgenfernsehbildwandlers vor.

Sofern eine Kontraktur der Membrana interossea bereits vor dem Eingriff festgestellt werden kann, empfiehlt sich von vornherein die Plattenverschraubung als Methode der Wahl, da eine geschlossene Marknagelung dann ohnehin nicht in Betracht kommt, die besonderen Risiken der breiten Freilegung in diesem Falle aber mit der Behandlung der Membrana interossea verbunden und so der Eingriff möglichst nutzbringend gestaltet werden sollte.

E. Zusammenfassung
(unter Einschluß der medizinischen und sozialen Rehabilitation)

In 29 von 31 Fällen handelt es sich um Reosteosynthesen an Speiche oder Elle oder beiden Unterarmknochen wegen Pseudarthrosen bei noch liegenden intra- oder extramedullären Implantaten. Korrektureingriffe im Sinne der Osteotomie bei noch liegendem metallischem Implantat sind nur zweimal vorgekommen, und zwar handelte es sich um Verkürzungsosteotomien der Elle, denen in beiden Fällen eine Marknagelung, in einem Falle danach eine erfolglose Druckplattenverschraubung vorausgegangen waren. Auch in einem Teil der übrigen Fälle wurden Stellungsverbesserungen bei der Reosteosynthese vorgenommen; jedoch lagen in allen diesen Fällen zugleich und als Hauptleiden Pseudarthrosen vor.

Grundsätzlich ist die Reosteosynthese an den Unterarmknochen zur Stellungsverbesserung angezeigt, wenn durch Achsenknickungen oder falsche Längenverhältnisse funktionelle Störungen hervorgerufen werden.

Die Betrachtung der Reosteosynthese-Fälle des Unterarmes ergibt folgende stets wiederkehrende Gesichtspunkte:

In fast allen Fällen — es kommen nur die oben erwähnten 2 Ausnahmen vor — handelt es sich um Pseudarthrosen, größtenteils hypertrophische und atrophische Pseudarthrosen, während größere Defektpseudarthrosen nicht vorkommen. In allen Fällen bestand eine erhebliche oder vollständige Gebrauchsbehinderung des betroffenen Armes, es waren auch sämtliche Patienten unmittelbar vor der Einleitung des wiederherstellungschirurgischen Verfahrens arbeitsunfähig; nur in 9 Fällen hatten die Patienten mehr oder weniger kurze Zeit, manchmal nur wenige Tage oder Wochen, wieder erwerblicher Arbeit nachgehen können. Andererseits bestand dafür in einem Teil der Fälle eine sehr weitgehende Gebrauchsbeeinträchtigung des Armes und meistenteils auch der Hand, so daß die Patienten in Gefahr standen, dauernd erwerbsunfähig im Sinne der Rentenversicherung zu werden.

Diese Befürchtung ergibt sich nicht nur aus den erhobenen Befunden, sondern auch aus den Feststellungen über die jeweils bis zur Aufnahme ins UKM verstrichene Zeitdauer. Wurden doch nicht weniger als 8 Patienten mehr als 1 Jahr, 1 Patient mehr als 2 Jahre, je 2 Patienten mehr als 3 bzw. 4 Jahre nach dem Unfall zur Wiederherstellungsbehandlung im UKM aufgenommen! 10 Patienten wurden immerhin auch später als ein halbes Jahr nach dem Unfall aufgenommen.

Schon der Zeitraum eines halben Jahres genügt, um bei Immobilisierung des Unterarmes schwerste Veränderungen an den Weichteilen und Gelenken hervorzurufen, so daß der funktionelle Schaden am Schlusse den eigentlichen ursprünglichen Schaden, die Knochenverletzung, in den Auswirkungen weit überwiegt. Diese Gesichtspunkte sind zu beachten, wenn man die Ausheilungsergebnisse würdigt. Denn nicht die knöcherne Ausheilung des einen oder beider Knochen allein entscheidet über den Erfolg, also die Wiedergewinnung der funktionellen Eigenschaften des Unterarmes und damit der Hand. Vielmehr sind es die sekundären Zustände, die durch langdauernden Nichtgebrauch des Armes und der Hand diesen die schwersten Schäden zufügen und mit deren Beseitigung erst die Wiederherstellung als gelungen bezeichnet werden kann. Die besonderen Verhältnisse, unter denen eine verletzte, nicht wiederhergestellte Gliedmaße „lebt", werden, wenn der Unterarm betroffen ist, umso deutlicher erkennbar, als der Unterarm einerseits die unmittelbare Verlängerung der Hand nach proximal ist und damit einen großen Teil der von der Hand ausgeführten Großbewegungen übernimmt und andererseits die besonderen konstruktiven Merkmale des Unterarmes jede nicht beseitigte Schädigung doppelt — in Kraft und in Geschicklichkeitsleistung — spürbar machen.

Unter diesem Gesichtspunkt sind auch die wirkungslos gewordenen Osteosynthesen zu betrachten, die nicht bloß Fehlschläge schlechthin darstellen, sondern deren Materialrückstände eine dauernde innere Störung der Gewebe herbeiführen. Das gilt gleichermaßen für die den Knochen von seiner Ernährung abschnürende Drahtschlinge, wie den nicht fest verklemmten intramedullären Fremdkörper und ebenso für den gebrochenen Marknagel, aber letztlich nicht anders auch für die unwirksam gewordene, weil gelockerte Plattenverschraubung. Alle diese „Fehlschläge" sind am Unterarm doppelt mißlich, weil der Unterarm wesentlich bewegungs-funktionell und nicht nur als Tragorgan konstruiert ist.

Ist die Umwandlung der bisher unwirksamen Osteosynthese in eine dem Knochen absolute Festigkeit leihende Osteosynthese die grundsätzliche Voraussetzung zur Indikation jeder Reosteosynthese überhaupt, so ist sie es am Unterarm besonders deswegen, weil die Aufrechterhaltung der soweit wie möglich ungestörten Eigentätigkeit der benachbarten Gelenke sowie der Unterarmumwendung, vor allem aber der Hand, wesentliche Mitvoraussetzung eines Behandlungserfolges ist. Im Gegensatz zu den Verhältnissen am Oberarm ist zwar die absolute Ruhigstellung des Unterarmes im Gipsverband möglich, jedoch nur unter gleichzeitiger Stillegung des Ellbogengelenkes und der Hand, womit für letztere ein u. U. nicht wieder gutzumachender Immobilisierungsschaden gesetzt wird. Die Forderung der absoluten Ruhigstellung der Knochenunterbrechung kann weder von den nicht markraumfüllenden intramedullären Implantaten noch von Knochenspänen jeglicher Herkunft erfüllt werden. Die Ruhigstellungszeiten bei diesen Verfahren liegen außerdem durchschnittlich zwischen 3 und 4 Monaten, oft höher; daß eine so langdauernde Gesamt-Ruhigstellung, zumal nach längeren voraufgegangenen Ruhigstellungszeiten, den anatomischen und funktionellen Zustand der Weichteile und insbesondere die Verschieblichkeit zwischen den Gewebespalten nachteilig beeinflußt, bedarf keiner Erörterung.

Der Aufbohrung der Markhöhle von Elle und Speiche und deren Versorgung mit dickem Marknagel wird öfters entgegengehalten, die Aufbohrung müsse zu einer Schädigung des Knochens führen. Tatsächlich ist die Aufbohrung der Unterarmknochen, da es sich um zarte Gebilde handelt, nur begrenzt möglich. Eine Stärkenzunahme der Knochenrinde über dem liegenden Nagel ist nicht zu erwarten, nach Entfernung des Nagels soll aber das Knochenrohr selbst tragfähig und widerstandsfähig sein. Die Forderung nach Aufbohrung der Markhöhle lautet auch nicht, wie fälschlich öfters angenommen wird, den Markraum so weit wie möglich zu machen, sondern sie ist nur dahingehend gestellt, die Markhöhle gleichmäßig aufzuweiten, so daß der dicke Marknagel sich in einem möglichst großen Abschnitt jeden Fragments verklemmen kann. Das kann aber auch bei geringerer Aufbohrung, etwa bis zur Stärke von 6 mm, erreicht werden. Verfährt man so, erzielt man vollkommene Stabilität, und zwar auch gegen Drehung bei gleichzeitiger Erhaltung der Eigentragkraft des Knochens nach späterer Nagelentfernung. Voraussetzung ist stets auch eine möglichst schlüssige Aufeinanderstellung der Fragmentenden; langspiralige Schrägbrüche können daher mitunter für die Marknagelung ungeeignet sein. Sie sind vor allem gefährdet, nicht rotationsstabil zu sein.

Die Marknagelung sollte, auch bei Reosteosynthesen, nach Möglichkeit geschlossen ausgeführt werden, um die Unterbrechungsstelle des Knochens nicht eröffnen zu müssen. Diese Forderung entfällt, wenn gebrochene Implantate entfernt oder Fragmentendwülste zugerichtet werden müssen, um etwa der Entwicklung einer Drehsperre vorzubeugen oder eine schon vorhandene Drehsperre zu beseitigen. Bei atrophischen Pseudarthrosen kann sich die Notwendigkeit zur Freilegung aus der Indikation zur Spongiosaverpflanzung ergeben; im hier untersuchten Krankengut kommt sie nicht vor.

Trotz der unbestreitbaren Vorteile der Aufbohrung und Marknagelung werden sich nur ausgewählte Fälle zu dieser Neuversorgung anbieten. Wenn in einem Zeitraum von nur knapp 4 Jahren 15 Reosteosynthesen am Unterarm nach den Prinzipien der AO durchgeführt wurden, während in dem vor Einführung dieser Therapie liegenden Zeitraum nur 2 Reosteosynthesen mit dickem Marknagel vorgenommen worden sind, so deutet dies auf die strenge Auswahl hin. Auch der einen Zeitraum von 10 Jahren umfassende Behandlungsabschnitt, in dem die restlichen nur 11 Reosteosynthesen durchgeführt wurden, weist gegenüber den in der jüngsten Behandlungsperiode zusammengekommenen Fallzahlen eine verhältnismäßig geringe Frequenz auf.

Tatsächlich hat die Reosteosynthese mit Plattenverschraubungen mit und ohne Spongiosaplastik nach den Prinzipien der AO bedeutende Fortschritte erzielen können. Selbst unter den erschwerten Verhältnissen, die bei einem bereits längere Zeit bestehenden Schaden in Gestalt einer Pseudarthrose, einer Fehlstellung, Verkürzung oder Bewegungssperre gegeben sein können, vermag die Neueinrichtung und Reosteosynthese in anatomischer Stellung Gutes zu leisten. Sie darf aber nur als ein Hilfsmittel betrachtet werden, das weitere Wege der Behandlung erschließt! Gemeint sind die Anleitung des Patienten zum eigentätigen Gebrauch des Armes und der Hand und die Übungsbehandlung unter Einschluß von Physiotherapie, Ergotherapie, Balneotherapie. Sich selbst überlassen, führt die extramedulläre Osteosynthese nicht zum funktionellen Erfolg.

Kontraindikationen zur Reosteosynthese mit Plattenverschraubung gibt es vonseiten des Knochens nicht. Sie können allenfalls durch falsche Operationstechnik herbeigeführt werden. Die Unterarmknochen sind zarte, infolgedessen leicht verletzliche oder gar zerstörbare Organe, deren Ersatz außerordentlich schwierig ist. „Die Behandlung der kompletten Unterarmpseudarthrose gehört zu den schwierigsten knochenchirurgischen Eingriffen überhaupt." Dieser von Witt 1952 geprägte Satz hat auch heute noch Gültigkeit!

Die Dauer der stationären Behandlung des bei Reosteosynthese mit Plattenverschraubung versorgten Patienten kann verhältnismäßig kurz gehalten werden, wenn die Gewähr besteht, daß der Patient sich einer vorzeitigen Belastung des Armes enthält. Die Wiederaufnahme der Arbeit hängt auch davon ab, um welche Belastung des Armes es sich dabei handelt. Eine grundsätzliche Empfehlung, wie lange der Arm arbeitsmäßig nicht gebraucht werden darf, läßt sich nicht geben; denn dies hängt einerseits von Art und Grad der arbeitsmäßigen Belastung, andererseits von der Regenerationskraft des oder der Knochen und der Schwierigkeit der Beurteilung des knöchernen Durchbaues ab. Das Röntgenbild gibt den entscheidenden Hinweis dadurch, daß die Verankerung der Schrauben im Knochen auch über längere Zeit festen Sitz zeigt.

Zur Frage des Wechsels der Methode, also der Reosteosynthese mit Plattenverschraubung nach voraufgegangener Marknagelung oder umgekehrt, ergeben sich nach unseren Feststellungen keine Schwierigkeiten. Die Arbeitsgemeinschaft für Osteosynthesefragen warnt vor der Plattenverschraubung nach voraufgegangener Marknagelung (Schneider), weil die Ernährung des Knochens für gefährdet gehalten wird. Wir können diese Befürchtung nicht bestätigen: in 9 von 11 Fällen fand dieser Wechsel statt, ohne daß hieraus ein Mißerfolg hervorgegangen wäre! Der direkte Übergang vom intramedullären zum extramedullären Implantat kann daher nicht als erfolgunsicher oder gar schädlich abgelehnt werden. — Der umgekehrte Wechsel, von der Plattenverschraubung zum Marknagel, kommt unter unseren Reosteosynthese-Fällen des Unterarmes nicht vor. Wir hätten dagegen jedoch keine Bedenken, wenn die übrigen Voraussetzungen zur Indikation eines solchen Wechsels gegeben wären; denn eine nennenswerte Änderung im Ernährungsgeschehen des Knochens würde dadurch nicht bedingt.

In sämtlichen 31 Fällen ist primäre Wundheilung eingetreten. In einem Falle (A 26) ist etwa $\frac{1}{2}$ Jahr nach der Reosteosynthese eine blande Entzündung in den Weichteilen über der an der Elle angebrachten 6-Loch-Platte entstanden; diese Entzündung erreichte jedoch nicht den Knochen, nach Entfernung der Platte heilte sie aus. Diese blande Infektion ist Ausdruck des Fremdkörperreizes, sie ist nicht auf eine operativ gesetzte bakterielle Verunreinigung zurückzuführen. Wohl ist darauf Rücksicht zu nehmen, daß in einem mehrfach voroperierten Gewebe die Abwehrkraft gegen bakterielle Infektionen schon allein durch die narbigen Veränderungen behindert ist. Eine Kontraindikation ergibt sich aus dieser Besorgnis nicht.

Zusammenfassend ist festzustellen, daß die Reosteosynthese eines oder beider Unterarmknochen stets gerechtfertigt ist, wenn abgesehen werden kann, daß aus eigener Kraft die Wiederherstellung der knöchernen Einheit nicht erreicht wird und durch Fortdauer des bestehenden Zustandes die Sekundärschädigung der Weichteile und insbesondere des gesamten funktionellen Systems der Hand immer mehr zunimmt. In diesem Sinne ist die Reosteosynthese am Unterarmschaft sogar ein dringlicher Eingriff! Diese Dringlichkeit ist aber einer sorgfältigen Planung zu unterwerfen, weil bei der Zartheit der Gewebe, den beschränkten Raumverhältnissen und der funktionellen Wertigkeit als „Bedienungsorgan" der Hand so vorgegangen werden muß, daß sich ein weiterer Wiederholungseingriff möglichst erübrigt.

Die soziale Rehabilitation der mit Reosteosynthese des Unterarmes Versorgten erfolgte in 19 von 20 Fällen der Reosteosynthese mit dickem Marknagel oder Plattenverschraubung; bei dem nicht rehabilitierten Verletzten handelte es sich um einen 60jährigen Rentner, der wegen Durchtrennung sämtlicher Beuge- und Strecksehnen sowie wegen Durchtrennung des N. radialis und des N. medianus und wegen Verletzung der A. radialis nicht mehr erwerbsfähig wurde. — Die Rentenhöhe läßt sich nur mit Vorbehalt zur Beurteilung heranziehen, da sie vielfach durch Nebenverletzungen beeinflußt wird. Dagegen zeigen die Beweglichkeitswerte von Ellbogen- und Handgelenk sowie der Unterarmumwendbewegung gegenüber den mit anderen Methoden behandelten Patienten wesentlich bessere Ergebnisse.

Daß auch 8 von 11 Verletzten, die älteren Reosteosyntheseverfahren unterworfen worden waren, am Arbeitsplatz wiedereingegliedert werden konnten, ist z.T. darauf zurückzuführen, daß die Zahl der aus dem betreffenden (früheren) Zeitraum stammenden Patienten mit Nebenverletzungen wesentlich geringer war.

4. Reosteosynthesen des Oberschenkelschaftes

A. Allgemeine Vorbemerkungen

Wiederholungsoperationen zur Herstellung der Osteosynthese sind am Oberschenkelschaft verhältnismäßig häufig vorzunehmen. Allein dieser Untersuchung liegen 52 Fälle zugrunde. Ober- und Unterschenkel halten sich in dieser Untersuchung etwa die Waage, während Ober- und Unterarm dagegen deutlich zurücktreten. Dabei ist noch zu berücksichtigen, daß Reosteosynthesen am Oberschenkel auch dort häufiger vorgenommen werden, wo nicht speziell die Wiederherstellungschirurgie im Vordergrund der klinischen Arbeit steht. Das kommt u. a. darin zum Ausdruck, daß immerhin 6 Patienten dieser Gruppe, also etwa $^1/_8$, schon auswärts einer Reosteosynthese unterzogen worden sind. Die Auswechselung eines Marknagels als typische Reosteosynthese des Oberschenkelschaftes ist in der Tat ein jedenfalls dann leicht auszuführender Eingriff, wenn keine Fehlstellungen bestehen.

Die Veranlassungen zu Reosteosynthesen am Oberschenkel sind jedoch auch objektiv häufiger und dringlicher. So wirken sich schon Achsenknickungen geringeren Grades, insbesondere auch Drehfehlstellungen weniger Grade bereits sehr nachhaltig auf den Gebrauch des Beines und die ganze Leistungsfähigkeit eines Menschen aus. In noch viel stärkerem Maße gilt dies für die Pseudarthrosen bei liegenden Implantaten, bei denen Belastungsunfähigkeit oder weitgehende Gebrauchsunfähigkeit dieser Gliedmaße gegeben sind. Auch geringere Achsenabweichungen und Drehfehler am Oberschenkel können nicht — wie es gegensätzlicherweise am Oberarm der Fall ist — durch das Hüftgelenk ausgeglichen werden. Es ist nicht gleichgültig, in welcher Stellung der Fuß, der selbst eine Drehfehlstellung nicht auszugleichen vermag, steht. Infolgedessen ist nicht nur die Wiederherstellung der knöchernen Einheit des Oberschenkelschaftes vorrangig, sondern auch die Stellung der ehemaligen Bruchstücke zueinander ist in den meisten Fällen von maßgeblicher Bedeutung.

Es kommen noch jene Unfallfolgen hinzu, die eine Beinlängendifferenz hinterlassen haben und einen Wiederholungseingriff am Oberschenkel erfordern. Äußere Hilfsmittel, wie Schienenhülsenapparate, sind nur Behelfe, auf die dann zurückgegriffen werden muß, wenn eine operative Wiederherstellung bestmöglicher Leistungsverhältnisse aus unterschiedlichen Gründen nicht angezeigt erscheint.

Während die Reosteosynthese zur Beseitigung von Fehlstellungen ein von Art und Grad der Fehlstellung abhängiger Eingriff ist, wobei es die funktionellen Vor- und Nachteile abzuwägen gilt, und wobei zu fragen ist, ob die Reosteosynthese unmittelbar vorgenommen werden soll, ist die Reosteosynthese bei nicht heilender, fortbestehender Pseudarthrose des Oberschenkelschaftes sofort angezeigt. Denn das Bestehenbleiben der Pseudarthrose bedingt Nichtbrauchbarkeit der ganzen Gliedmaße und bedeutet damit den Verlust zahlreicher für die Aufrechterhaltung des Eigendaseins des Beines notwendiger Funktionen, insbesondere Beeinträchtigung des Blutumlaufes, des interstitiellen Stoffaustausches, des Zustandes der Muskulatur und der Gelenke. Auch die benachbarten Skelettabschnitte leiden unter dem Funktionsverlust.

Im Hinblick auf die zentrale Tragfunktion des Oberschenkels hat die Oberschenkelpseudarthrose darüber hinaus eine viel weiter reichende Auswirkung auf den ganzen Menschen, als dies bei einer Pseudarthrose am Arm der Fall ist. Der Träger einer Oberschenkelpseudarthrose wird nämlich in seiner Beweglichkeit wesentlich eingeschränkt, verliert an Standfestigkeit und büßt die Fähigkeit zu zusammengesetzten Funktionen wie Heben, Tragen, Werfen usw. mehr oder weniger vollständig ein. Wird durch eine Behinderung am Arm die Fertigkeit zu einer bestimmten Betätigung nur allgemein herabgesetzt, so bedeutet eine gleichartige Behinderung einer unteren Gliedmaße viel eher die Aufhebung dieser Fähigkeit.

Die Reosteosynthese am Oberschenkel ist daher gerade auch dort dringlich angezeigt, wo ein Implantat wirkungslos geworden ist, d.h. die Wiederherstellung der knöchernen Einheit nicht mehr zu ermöglichen vermag. Am Oberschenkel greifen so erhebliche körpereigene Kräfte wie Belastungskräfte an, daß jedes metallische Implantat, das einer organischen Binnenstruktur entbehrt und nicht die Fähigkeit zur lebendigen Umbaureaktion hat, nur begrenzte Zeit dem Knochen die Festigkeit zu leihen vermag, die dieser selbst nicht besitzt (Abb. 24). Die auf das Implantat einwirkenden Kräfte führen früher oder später zum Ermüdungsbruch desselben, womit die Eigenschaft des stellvertretenden Kraftträgers augenblicklich zusammenbricht. — Ein unbedingt sicheres Anzeichen für den bevorstehenden Zusammenbruch des Implantats gibt es nicht.

Die Doppelbelastung des Implantats des Oberschenkelschaftes durch sehr starke Eigenkräfte und durch die äußere Gewichtsbelastung erfordert die Wahl starker Implantate. Auch bei günstigen Stellungsverhältnissen und nur zart ausgebildetem Knochen soll das Implantat stets so stark wie möglich gewählt werden, da die Fähigkeit zu rascher knöcherner Wiederherstellung nicht grundsätzlich vorausgesetzt werden kann. Gilt dies schon für die Frakturenbehandlung, muß es noch viel mehr für die Pseudarthrosenbehandlung beachtet werden. Starke Implantate sind lediglich der dicke Marknagel und die breite und vor allem genügend lange AO-Platte.

Wenn man anerkennt, daß die Unterhaltung der Pseudarthrose am Oberschenkelschaft auch von Stellungsfehlern abhängt, wird man auch zugeben müssen, daß auf den Oberschenkel Kräfte einwirken können, die selbst bei bester Versorgung eine Verzögerung der knöchernen Ausheilung der Pseudarthrose zu bewirken vermögen. Es ist daher nicht nur die vollkommene Ruhigstellung der Pseudarthrose, sondern auch die genügend weit reichende Ausschaltung schädlicher statisch-mechanischer Kräfte nötig, um die knöcherne Wiedervereinigung ermöglichen zu können. Vollkommene Ruhigstellung und lange Haltbarkeit können aber nur von den beiden o.g. Implantaten erwartet werden. Alle übrigen Fixationsmittel einschließlich des Gipsverbandes führen sowohl aus der Natur ihrer Wirkungsweise als auch aus den zeitlichen Umständen zum sekundären

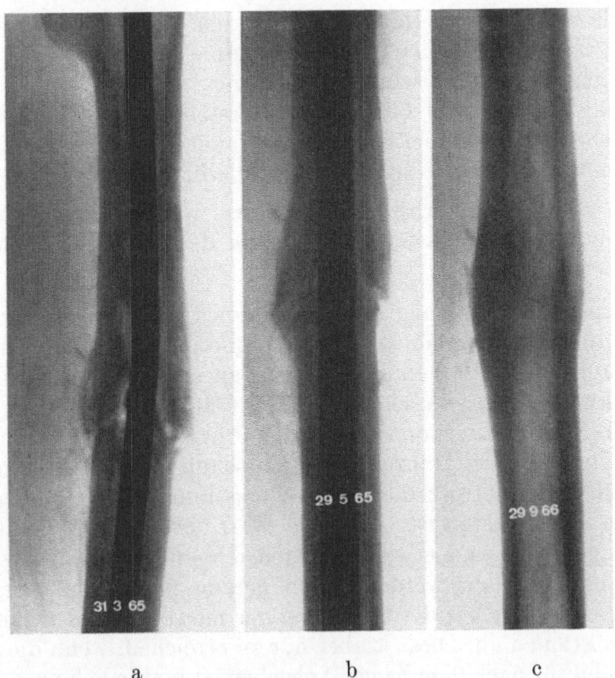

Abb. 24. (21024/F 26). a Atrophische Femurschaftpseudarthrose in Varusstellung, 31 Wochen nach Unfall und Versorgung; Nagel weit aus dem Trochanter herausragend, dafür zu kurz im distalen Schaft, in beiden Fragmenten nicht wandschlüssig; b Reosteosynthese nach Aufbohrung mit dickem Marknagel, Wiederherstellung regelrechter Achsenverhältnisse, hier Zustand 2 Monate nach Reosteosynthese; c Befund nach Marknagelentfernung, 6 Monate nach Reosteosynthese

Immobilisierungsschaden. Auch die Vermeidung eines solchen gibt für den in der Mitte des Lebens stehenden, im Arbeitsleben befindlichen Patienten die Indikation zur Osteosynthese ab; ebenso wie die Vermeidung der Immobilisation eine Indikation beim alten Menschen ist, der mit stabiler Osteosynthese den lebensbedrohenden Komplikationsmöglichkeiten der Bettlägerigkeit zu entgehen vermag.

Wenn im Einzelfalle nur Übungsstabilität erreicht wird, so bedeutet dies keine Einschränkung des Erfolges der operativen Therapie, sondern ist ebenfalls von Vorteil, weil dadurch auch die Entstehung von Folgeschäden hintangehalten wird. Die Annahme, die Plattenverschraubung verleihe keine Belastbarkeit, verkennt die Aufgabe der Osteosynthese. Osteosynthese bedeutet lediglich die Verleihung von Stabilität für einen begrenzten Zeitraum zum Zwecke der Wiederherstellung der knöchernen Einheit des Knochens; sie bedeutet nicht anatomisch, sondern „nur" funktionell die Wiederherstellung des vorherigen Zustandes und ermöglicht damit auch die allerdings nur auf dem natürlichen Wege langsam eintretende anatomische Heilung. Unter den besonderen funktionellen Bedingungen des Oberschenkels, insbesondere hinsichtlich der Neigung zur Hüftkontraktur einerseits, der Neigung zum Funktionsverlust des Kniegelenkes andererseits, bedeutet die Herstellung der Übungsstabilität am Oberschenkel gegenüber den auf langdauernde äußere Ruhigstellung angewiesenen Verfahren einen kaum zu überbietenden Vorteil.

Neben der Pseudarthrose erfordern zwei weitere Arten von Unfall-folgezuständen am Oberschenkel besondere Beachtung: die Fehlstellung und die Verkürzung.

Stellungsfehler im Sinne der Achsenknickung oder der Achsenver-drehung, auch miteinander kombiniert vorkommend, führen neben der Veränderung der statischen Verhältnisse an sich zu Falschbelastungen der Gelenkkette, mitunter sogar der Wirbelsäule. Die Folge ist eine ver-mehrte Gelenkbelastung und damit die Provokation der Arthrosis de-formans. Deswegen ist frühzeitig der Entschuß zur Reosteosynthese zu fassen, selbst wenn trotz der Fehlstellung knöcherne Heilung eintritt bzw. bereits eingetreten ist. Auch hier darf der erneute operative Ein-griff nicht gescheut und etwa zugunsten der äußeren Ruhigstellung im Gipsverband verlassen werden; denn gerade nach dem Zweiteingriff kommt es besonders auf die Erhaltung der meist ohnehin schon geschä-digten Funktionen an. Dies ist aber nur zu erreichen, wenn die sofortige Übungsstabilität nach dem Eingriff gegeben ist und jede länger dauernde äußere Ruhigstellung unterbleibt. Die Reosteosynthese zur Stellungs-verbesserung muß daher entweder mit Mitteln der Plattenverschraubung oder mit denen der stabilen Marknagelung durchgeführt werden. Die Wahl des Mittels hängt von den jeweiligen örtlichen Verhältnissen ab. Hingewiesen sei darauf, daß bei Drehfehlern ohne oder mit Achsenknik-kungen mit Vorteil die intramedulläre Osteotomie mit der Markraumsäge nach Küntscher durchgeführt und die Reosteosynthese sodann mit dik-kem Marknagel vollzogen werden kann. Auch für Knickfehlstellungen läßt sich dieses Verfahren einsetzen, das den großen Vorteil hat, daß Operationsstelle und Osteotomiestelle weit auseinander liegen und eine corticale Freilegung des Knochens nicht erfolgt, so daß gerade das um-gebende Gewebe — womöglich noch von der voraufgegangenen Verlet-zung geschädigt — geschont wird. Darüber hinaus spart man sich den manchmal schwierigen Weg durch die vernarbten bedeckenden Weich-teile.

An der unteren Gliedmaße sind auch wiederherstellende Eingriffe zum Ausgleich der Verkürzung wichtig. Denn eine dauernd bestehende unterschiedliche Beinlänge führt nicht nur zu einer äußeren Entstellung des Patienten, sondern zu einer beschleunigten besonderen Abnutzung der Bein- und Wirbelsäulengelenke sowie zu einer Fehlstellung der Wir-belsäule selbst. Handelt es sich um eine nur geringe Verkürzung, so ist die Verlängerungsosteotomie angezeigt. Auch die Spanverpflanzung kommt in Betracht. Bei diesen Eingriffen muß, wie bei allen anderen, auf stabile Osteosynthese geachtet werden. — Auf die andere Möglichkeit zum Ausgleich der Beinverkürzung, nämlich die Verkürzungsosteotomie des gesunden Oberschenkels (Fischer, Küntscher, Probst) sei nur hingewiesen.

B. Allgemeines zur Operationstechnik

Sie bedarf hier keiner besonderen Erwähnung, da sie sich an die auch sonst übliche bei Osteotomien und Pseudarthrosenoperationen anschließt und grundsätzlich von der Frakturenbehandlung nicht unterschieden ist. Der Zugang erfolgt auf dem üblichen Wege: bei geschlossener Marknagelung und bei intramedullärer Osteotomie mit anschließender Nagelung erfolgt der Eintritt in den Oberschenkelschaft medial vom Trochanter major, bei offener Marknagelung sowie bei Plattenverschraubung von lateral her stets hinter dem Rande des M. vastus lateralis. Der Weg durch den M. vastus lateralis ist zu vermeiden, da er zu Verschiebestörungen in der Muskulatur führt und eine Beweglichkeitsstörung des Kniegelenkes nach sich ziehen kann. Ist allerdings nach einer voraufgegangenen offenen Versorgung des Oberschenkelschaftes der Weg durch den M. vastus lateralis durch Narben gekennzeichnet, so kann trotzdem dieser Operationsweg beschritten werden, da er nun eine nennenswerte Neuschädigung des Muskels nicht mit sich bringt; denn das Narbengewebe ist schlecht durchblutet, so daß der Zugang blutarm gestaltet werden kann, während eine Veränderung in den Schichtverhältnissen des Muskels durch neuerliche Auftrennung in dieser alten Narbe nicht herbeigeführt wird.

Am Oberschenkel ist zur Erhaltung der Beinlänge die Beinlängenbestimmung vor der Operation besonders wichtig. Es empfiehlt sich daher, Röntgen-Ganzaufnahmen des Beines unter Einschluß des Hüftgelenkes und des oberen Sprunggelenkes (Format 20 × 96) oder des ganzen Oberschenkels unter Einschluß von Hüftgelenk und Kniegelenk (Format 20 × 60) anzufertigen. Eine Vergleichsaufnahme der Gegenseite ist selbstverständlich.

C. Angewandte Reosteosyntheseverfahren und ihre Ergebnisse
(Tabelle 5 s. Anlage)

1. Reosteosynthesen mit dünnem Marknagel (2 Fälle, F 1—2). Nur 2 von 52 Fällen finden sich in dieser Gruppe; sie liegen zeitlich am frühesten, bevor die Aufbohrung der Markhöhle und die Versorgung allein mit dickem Marknagel sich durchgesetzt hatte und auch bevor die Verbindung von Marknagelung und Phemister-Span-Anlagerung in dieser Klinik üblich geworden war. Im Fall F 1 kam hinzu, daß der Patient einem anderen Eingriff als der einfachen Nagelauswechselung widersprach. In diesem Falle gelang die Herstellung der knöchernen Einheit wohl auch deswegen, weil im Pseudarthrosenbereich eine manschettenförmige Ummantelung des Nagels (s. S. 7) eine Teilstabilität zu bieten vermochte. — Im Fall F 2 mußte auf einen dünnen Marknagel zurückgegriffen werden, weil es sich um eine gleichzeitige Durchnagelung des steifgewordenen, offen verletzt gewesenen Kniegelenkes handelte. Die Heilung der atrophischen Pseudarthrose erfolgte umwegig über die Ausbildung von Callusspindeln.

Daß überhaupt knöcherne Ausheilung eintrat, dürfte in beiden Fällen zufällig besonders günstigen Voraussetzungen zu verdanken sein, nämlich einmal der manschettenartigen Ummantelung des dünnen Nagels, das andere Mal der Ausschaltung der Bewegungskräfte des Kniegelenkes.

2. Reosteosynthesen mit dünnem Marknagel (mit und ohne Aufbohrung) + Phemister-Span + Gipsverband (9 Fälle, F 3—11). In dieser Gruppe finden sich verschiedene mit Marknagelung und Phemister-Span-Anlagerung durchgeführte Behandlungsarten: in den Fällen F 3 und 4 ist keine Markraumaufbohrung vorgenommen worden, in den Fällen F 5—11 wurde sie durchgeführt, jedoch betrug die Marknagelstärke nur einmal 14 mm, in den übrigen Fällen nur 12 oder 13 mm. In dieser Gruppe befinden sich außerdem 2 Fälle, in denen Drehosteotomien zur Beseitigung einer Außendrehfehlstellung vorgenommen wurden (F 4 und 9). — Zu späterer Zeit sind solche Drehosteotomien im geschlossenen Verfahren nach der von Küntscher angegebenen Methode ausgeführt worden (s. Gruppe 4c, Fälle F 43—46).

Die Behandlungsdauer betrug — unter Ausklammerung des Falles F 9, der mit einer Infektion einherging — mindestens 22, höchstens 56 Wochen, im Durchschnitt 34 Wochen. Diese Zeitspanne geht ausschließlich auf das Konto der nicht genügenden Ruhigstellungsmöglichkeit auf dünnem Marknagel und Notwendigkeit der äußeren Ruhigstellung im Gipsverband; der Vergleich mit der Gruppe der nur mit dickem Marknagel versorgten Fälle der Gruppe 4a beweist dies überzeugend. Es ist dabei aber auch zu bedenken, daß die Zeit der Ruhigstellung im Gipsverband zusätzlich eine Zeit der mangelnden oder mangelhaften Übungsbehandlung ist, während bei der Versorgung mit dickem Marknagel der post-operative Zeitraum bereits durch eine Reihe von Übungsbehandlungsmaßnahmen genutzt werden kann.

Die Übersicht über die Fälle dieser Gruppe kann nicht dahingehend überzeugen, daß die Phemister-Span-Anlagerung für den Erfolg der Reosteosynthese schlechthin maßgebend war. Eine solche Betrachtung ist schon im Hinblick auf die große Gruppe der erfolgreich mit dickem Marknagel bei der Reosteosynthese behandelten Fälle unhaltbar. Auch der ossogen gut potente Phemister-Span kann nur dort knöchernen Anbau finden, wo genügende Ruhigstellung gegeben ist. Der Fall F 8, bei dem durch die vorausgegangene völlig ungenügende Osteosynthese alle biologischen Voraussetzungen zur Knochenbruchheilung nachhaltig gestört, wenn nicht zerstört waren, beweist dies mit umgekehrtem Vorzeichen. Es handelte sich um mehrere Brüche des Oberschenkels, bei Übernahme war der Patient im reduzierten Allgemeinzustand und nicht operabel. Die subtrochantere Fraktur desselben Oberschenkels heilte allmählich aus, während der noch liegende 8,5 mm starke Marknagel, der auch noch zu kurz war, im distalen Fragment eine der 3fachen Nagelbreite entsprechende Aufhellung „herausrührte". Trotz Neuversorgung mit 12 mm starkem Marknagel und mit 12 cm langem Phemister-Span und 8wöchiger Ruhigstellung im Becken-Bein-Gipsverband trat keine knöcherne Heilung ein, sondern es wurde die Verordnung eines Hülsenapparates erforderlich. Erst nach 32 Monaten konnte der Marknagel entfernt werden.

Der Phemister-Span hat zum proximalen Fragment keine besonders innige Verbindung aufgenommen, so daß er für die Verwertung als stabilisierendes Element nicht in Betracht kommt.

Im Fall F 9 ist postoperativ eine Infektion hervorgetreten, während in allen übrigen Fällen primäre Wundheilung erfolgte. Diese Infektion ist aber nicht durch die Operation gesetzt worden; vielmehr bestand früher bereits eine blande Infektion, die nach der Operation aufflammte. Die sich bildende Fistel schloß sich innerhalb von 8 Wochen, brach 4 Monate später wieder auf und ging dann erst nach der Marknagelentfernung (14 Monate nach der Reosteosynthese) endgültig ein. Der Abstrich unmittelbar nach Auftreten der Infektion wies Staph. aur. haem. nach. Der Phemister-Span hat im vorliegenden Fall keine knochenheilungsfördernde Wirkung gehabt; denn er ist durch die Entzündung zerstört und abgebaut worden.

Dieser Fall erteilt noch eine weitere Lehre: Oft wird nicht beachtet, daß an den Bruchenden selbst knochenpathologische Veränderungen abgelaufen sind oder noch bestehen können. Oftmals ist röntgenologisch eine sichere Aussage über den biopotenten Zustand der Knochenenden nicht zu ermitteln. In dem angezogenen Fall F 9 teilt der Operationsbericht mit, aus einem größeren Hohlraum in den unförmigen und zerklüfteten Callusmassen habe sich gelbliche, trübe Flüssigkeit entleert; der Knochenbruch habe innerhalb eines weißlichen, offenbar nicht ernährten Knochens gelegen. Der Callus habe sich im Sinne einer großen Totenlade in die Weichteile hinein entwickelt. Schließlich zeigt sich, daß die Fraktur noch nicht knöchern durchgebaut ist, sondern nur durch die riesige Totenlade gehalten wurde.

3. Reosteosynthesen mit intramedullärem Implantat (Marknagel) +
Fremdspananlagerung + Gipsverband

Gruppe 3a, Verwendung von Cialit-Spänen (3 Fälle, F 12—14). In keinem der Fälle hat sich der Cialit-Span als förderlich erwiesen. Im Falle F 12 begab sich der Patient später in anderweitige Behandlung und bei nochmaliger Operation trat eine Infektion ein, so daß auswärts schließlich die Oberschenkelamputation vorgenommen worden ist. In den Fällen F 13 und 14 erfolgte — ohne Mitwirkung des Cialit-Spanes — knöcherne Ausheilung unter dem Bild einer hypertrophischen Knochenbildung an der Pseudarthrosestelle.

Abgesehen von der im Verlaufe weiterer Behandlung im Falle F 12 eingetretenen Infektion, die hier nicht interessiert, ist im Falle F 14 3 Monate nach der Reosteosynthese über dem proximalen Ende des angelagerten Spanes ein Abszeß aufgetreten, aus welchem sich eine Fistel entwickelte. Röntgenologisch machten sich gleichzeitig Auflösungserscheinungen am Span bemerkbar, während in der Pseudarthrose die Durchbauung fortschritt. Der Span wurde 10 Monate nach der Reosteosynthese entfernt, da die Auflösung desselben fortschritt. Nach Entfernung des Spanes versiegte die Fistel.

Gruppe 3 b, Verwendung von Kieler Spänen (5 Fälle, F 15—19). Die großen Hoffnungen, die seinerzeit auf die Verwendung von sogenannten Kieler-Knochenspänen gesetzt wurden, führten allein bei 5 Oberschenkelpseudarthrosen dieses ausgesuchten Patientenkreises zur Verwendung bei der Reosteosynthese. In allen Fällen handelte es sich um längere Zeit bestehende Pseudarthrosen, die sämtlich mit Fehlstellungen einhergingen. Die vorausgegangene Versorgung war unterschiedlicher Art, so daß aus ihren Einzelheiten keine weiteren Schlüsse allgemeinverbindlicher Art gezogen werden können.

In allen Fällen trat knöcherne Heilung ein, doch kann diese nicht der Einbringung der Kieler-Späne zugerechnet werden, zumal in mindestens 3 Fällen der einwandfreie röntgenologische Nachweis für den Nichtein- bzw. Umbau der Kieler-Späne geführt werden konnte. In allen Fällen verlief die knöcherne Ausheilung der Pseudarthrose verhältnismäßig träge. Dies wird man in erster Linie der erheblichen Zeitspanne, die seit dem jeweiligen Knochenbruch und der Vorbehandlung vergangen war (29, 68, 22, 45, 22 Wochen), ferner der in dieser Zeit erfolgten Erschöpfung der Regenerationskräfte der Knochenenden zuschreiben müssen.

Eine Infektion ist in keinem Falle eingetreten.

Eine schädliche Wirkung des Kieler-Spanes ist in keinem Falle zu beobachten gewesen.

4. Reosteosynthesen mit geschlossener Marknagelung und Aufbohrung nach Küntscher (27 Fälle, F 20—46). Von insgesamt 27 Fällen betreffen nur 19 Reosteosynthesen mit dickem Marknagel nach Aufbohrung, 4 weitere Fälle sind durch Besonderheiten gekennzeichnet, die letzten 4 Fälle (F 43—46) sind Reosteosynthese-Fälle mit intramedullärer Osteotomie.

In sämtlichen Fällen erfolgten Aufbohrung und Marknagelung im geschlossenen Verfahren.

Gruppe 4a, Reosteosynthesen mit dickem Marknagel nach Aufbohrung, Fälle F 20—38. Sämtliche 19 Oberschenkel waren mit dünnem Marknagel vorversorgt worden, wobei teils geschlossen, meistens jedoch offen genagelt worden war; in Einzelfällen ist auch von der Bruchstelle aus genagelt und dann der Nagel ins distale Bruchstück zurückgeschlagen worden.

War die Marknagelstärke in der Regel 8—9 mm, so zeigen einige Fälle (F 29, 34, 36), daß die größere Marknagelstärke an sich noch nicht unbedingt die knöcherne Ausheilung des Bruches gewährleistet; in den Fällen F 29 und 36 lag eine so erhebliche Vorbehandlungszeit vor, daß nicht nur eine verzögerte Bruchheilung angenommen werden kann; erklärlich sind diese Fälle nur durch die Art des Bruches, nämlich Schrägbruch im distalen Drittel (F 29) bzw. Biegungsbruch (F 36), in beiden Fällen war bei der Vorbehandlung nicht aufgebohrt worden. Aber auch bei dem im UKM erstmals behandelten Fall F 34 kam es trotz Aufbohrung und Versorgung mit einem 15 mm-Marknagel in geschlossener Methode innerhalb von 26 Wochen nicht zur knöchernen Durchbauung, möglicherweise weil der Marknagel nicht tief genug eingeschlagen worden und somit vielleicht doch ein Rest von Instabilität verblieben ist (s. Abb. 5, S. 10).

Die Durchsicht der Vorzustände ergibt, daß bei Erstversorgung mit dünnem Marknagel alsbald durch Atrophie die Markhöhle so erweitert

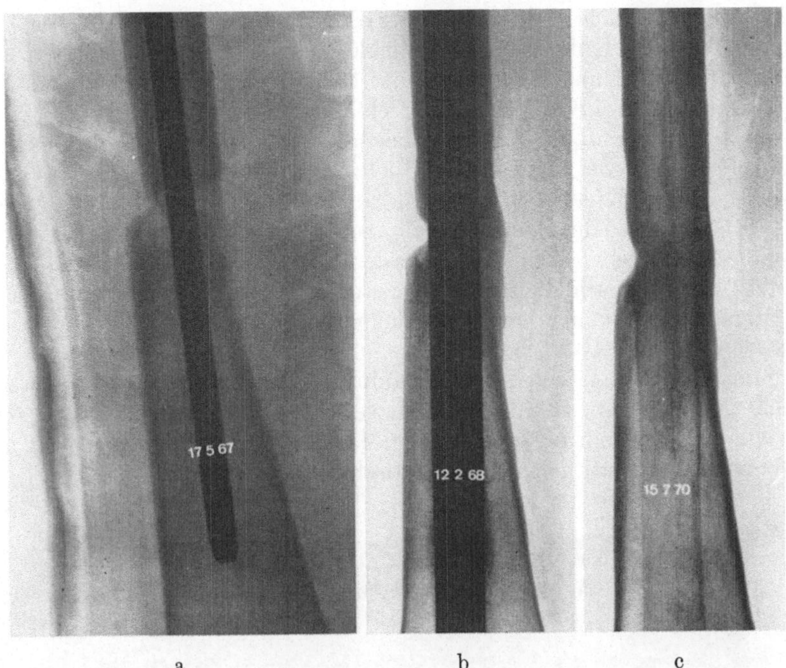

Abb. 25. (25186/F 35). a Atrophische und Defektpseudarthrose des Femurschaftes
bei zusätzlicher Atrophie des distalen Fragments, mit zu dünnem und zu kurzem
Marknagel versorgt, trotz Ruhigstellung im Gipsverband nicht heilungsbereit, Zustand 1 Jahr nach Unfall und Versorgung; b Ausheilung über sehr dickem Marknagel unter Aussparung einer lateralen Defektstelle. 9 Monate nach Reosteosynthese
ist die Knocheneinheit wiederhergestellt; c Marknagelentfernung 32 Monate nach
Reosteosynthese, hier Zustand ½ Jahr später, 38 Monate nach Reosteosynthese.
Vollbelastbarkeit

wird, daß der Nagel darinnen nur noch locker als Schiene liegt, seine
eigentliche verfestigende Aufgabe nicht mehr erfüllen kann. Auch der zu
kurze Marknagel verleiht meist keine genügende Stabilität (Abb. 25).

Die Behandlungsdauer war im Vergleich zu den Fällen der Gruppe 2
auffällig kürzer: Unter Weglassung des Falles F 35, der durch Neuver-
letzung gekennzeichnet ist, ergibt sich für die restlichen 18 Fälle eine
kürzeste Behandlungsdauer von 3 und eine längste Behandlungsdauer
von 28 Wochen, der Durchschnitt hieraus errechnet sich auf 12,7 Wochen,
die Fälle mit Nebenverletzungen eingerechnet.

Hinweise darauf, daß die vorbestehenden Osteosynthesen mit dünnem
Marknagel einen nachteiligen Einfluß bei der Reosteosynthese bewirkt
haben, konnten nicht ermittelt werden.

In keinem Falle brauchte im Anschluß an die Reosteosynthese eine
Ruhigstellung im Gipsverband vorgenommen zu werden, so daß unmittelbar Übungsbehandlung einsetzen und alsbald die Belastung des betroffenen Beines im Tauchbad, Gehbad und dann auf festem Boden erfolgen

konnte. Die Wiederherstellung der Gebrauchsfähigkeit des Beines als Ganzes wirkte sich in den meisten Fällen auch günstig auf die Wiederherstellung der Kniegelenksbeweglichkeit aus, die in der Mehrzahl der Fälle die Note 1 und 2 (Durchschnitt 1,55) erreichte. Vorbestehende erhebliche Einschränkungen der Streckfähigkeit konnten ganz oder teilweise beseitigt werden. Wo eine Vorschädigung des Kniegelenkes bereits lange Zeit besteht, kann niemals sicher mit einer Besserung gerechnet werden, da die Kniebeschädigung unbeeinflußbar geworden sein kann.

Schädigungen des Oberschenkelknochens durch Aufbohrung des Markraumes sind nicht erkennbar geworden. Der Einwand, die Aufbohrung setze eine Hitzeschädigung, ist unzutreffend, wie durch histologische Untersuchung in mehreren einschlägigen eigenen Fällen nachgewiesen werden konnte (Abb. 26).

Schwierigkeiten bei der Durchführung der Reosteosynthese haben sich nicht ergeben. Im allgemeinen weist der schon liegende Nagel den Weg; daß Aufbohrung und dicker Marknagel einen falschen Weg im Oberschenkelschaft gehen, ist praktisch nicht zu befürchten.

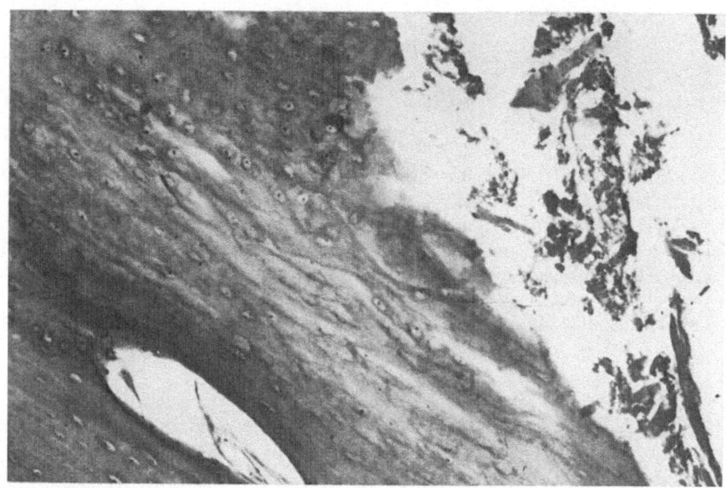

Abb. 26. (HB 18148). 16jähr. Mädchen. Präparat vom Randbruchstück eines frisch gebrochenen und auf 13 mm aufgebohrten Oberschenkelschaftes in Schaftmitte. Das „zerfetzte" Material (rechts im Bild) ist Knochenmehl, entstanden durch den Aufbohrvorgang; dasselbe enthält „braunes Pigment", vielleicht Metallbestandteile; genauere Feststellung nicht möglich, da entkalktes, säurebehandeltes Material nicht mehr auf Eisenreaktion geprüft werden kann. Das Knochenmehl zeigt, soweit überhaupt Zelldifferenzierung möglich ist, Nekrosen, dagegen finden sich in der Knochenwand histologisch keine Nekrosen. Allerdings wird vom Pathologen eingeräumt, „daß zur Entwicklung der histologischen Zeichen einer Nekrose eine gewisse Zeit vergehen muß, bis durch die Saftstromveränderungen auch lytische Veränderungen, wie etwa Kernauflösung, sichtbar werden" (Präp. Unfallkrhs. Murnau/Path. Inst. Univ. München, Prof. Dr. Eder–Dr. v. Lüdinghausen, Nr. 12308/70). Demnach könnte das unmittelbar nach Aufbohrung gewonnene Knochenstück histologisch nur eine begrenzte Aussage machen. Das klinische Verhalten spricht indessen gegen eine Nekrotisierung der Knocheninnenwand

Die berufliche Wiedereingliederung, zumeist am alten Arbeitsplatz, ist in 16 Fällen ohne weiteres möglich gewesen. Im Falle F 37 lagen anderweitige Verletzungsfolgen vor, so daß nur noch sitzende Arbeit vermittelt werden konnte; im Falle F 35 ergab sich die Arbeitsunfähigkeit aus der Osteomyelitis des gleichseitigen Unterschenkels; im Falle F 25 erfolgte Umschulung vom Friseur zum Büroangestellten wegen Unfähigkeit zu dauernd stehender Arbeit.

Gruppe 4b, Reosteosynthesen mit dickem Marknagel nach Aufbohrung bei besonderen Bedingungen (4 Fälle, F 39—42). In den Fällen F 39 und 40 ist eine Drahtumschlingung der Reosteosynthese vorausgegangen. Der Operationsgang unterschied sich infolgedessen von den Fällen der Gruppe 4a dadurch, daß eine Freilegung des Knochens erfolgen mußte, um die Drahtschlinge zu entfernen, wenn auch das Knochenrohr selbst bzw. die Pseudarthrose nicht aufgebrochen wurden.

Die verlängerte Behandlungsdauer von 16 bzw. 20 Wochen kann angesichts der geringen Fallzahl nicht als kennzeichnend verwertet werden.

Im Falle F 41 ist eine Verschiebeplastik der Reosteosynthese vorausgegangen, nachdem Versorgung mit dünnem Marknagel nicht zur knöchernen Heilung geführt hatte. Bei der Reosteosynthese wurde diese Stelle nicht mehr freigelegt. Auf Aufbohrung mußte verzichtet werden, da eine Knochenatrophie vorlag. Im übrigen ist dieser Fall gekennzeichnet durch die Verletzungen des anderen Beines und einer weiteren Gliedmaße, wodurch der Verlauf und die Dauer des Heilverfahrens bestimmt wurden (Abb. 27).

Im Fall F 42 trat nach der Reosteosynthese eine Wundinfektion ein, die jedoch auf die Nageleinschlagstelle beschränkt blieb. Zu einer Markhöhleninfektion ist es nicht gekommen. Abgesehen davon, daß eine längerdauernde Ruhigstellung und Zurückstellung der Übungsbehandlung notwendig wurden, unterscheidet sich dieser Fall von der Gruppe 4a nicht. Eine vorzeitige Marknagelentfernung war nicht notwendig, sie erfolgte erst nach Durchbau der Pseudarthrose, nach 5 Monaten. Berufliche Wiedereingliederung war möglich. Die mangelhafte Kniebeweglichkeit beruhte auf dem Vorzustand (115/155°, bei Abschluß des Heilverfahrens 115/180°). Das verhältnismäßig günstige Endergebnis zeigt die MdE von 20% an.

Gruppe 4c, Reosteosynthesen mit dickem Marknagel nach Aufbohrung unter gleichzeitiger oder nach intramedullärer Osteotomie mit der Markraumsäge nach Küntscher (4 Fälle, F 43—46). In 3 Fällen (F 43—45) wurde die Reosteosynthese mit dickem Marknagel nach Aufbohrung mit der intramedullären Osteotomie — 2mal zur Beseitigung einer Drehfehlstellung, 1mal zur Beseitigung der Varusstellung — verbunden. Im Fall F 46 war eine intramedulläre Verkürzungsosteotomie durchgeführt worden, es war aber trotz Versorgung mit dickem Marknagel Lockerung des Nagels und Wanderung desselben nach hüftwärts eingetreten, so daß eine nochmalige Versorgung mit stärkerem Marknagel nötig wurde; dieser Fall gehört eigentlich in die Gruppe 4a, wird jedoch hier mitgezählt, um die Fälle der intramedullären Osteotomie zusammenzufassen.

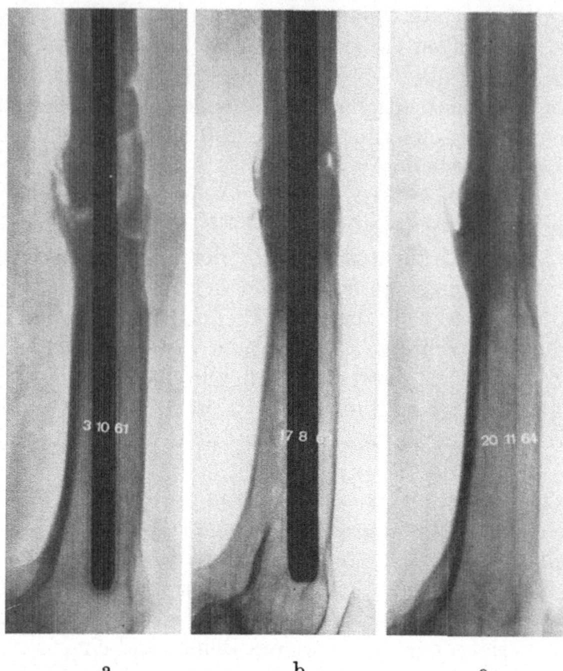

a   b   c

Abb. 27. (12871/F 41). a Atrophische Femurschaftpseudarthrose bei gleichzeitiger
Sudeckscher Dystrophie, Zustand nach Versorgung mit nicht wandschlüssigem
Marknagel und späterer Verschiebespanplastik, Zustand 88 Wochen nach Unfall
und Versorgung (schwere Nebenverletzungen); b Geschlossene Reosteosynthese mit
dickem Marknagel führte in 10 Monaten zur knöchernen Heilung; c Marknagelentfernung erfolgte 22 Monate nach Reosteosynthese, hier Zustand 3 Jahre nach
Reosteosynthese = 1 Jahr nach Marknagelentfernung. Belastungsstabilität

Sinn der intramedullären Osteotomie ist nach Küntscher die möglichst
schonende Zusammenhangstrennung des Knochens an gewählter Stelle
ohne Wundsetzung in den unmittelbar darüber gelegenen Weichteilen
und insbesondere ohne Eröffnung der Haut; die intramedulläre Osteotomie verfolgt somit das Prinzip der geschlossenen Marknagelung.

Die intramedulläre Osteotomie steht nicht in Konkurrenz zur Umstellungsosteotomie mit Hilfe der Plattenverschraubung oder der Stell-
schraubenanwendung; denn diese beziehen sich auf die Osteotomie am
proximalen oder distalen Schaftende, Bereichen, in welchen die intramedulläre Osteotomie nicht in Betracht kommt. Liegt eine Drehfehlstellung in Höhe des mittleren Schaftdrittels vor, so muß sie auch dort
beseitigt werden, um das muskuläre Gleichgewicht wiederherzustellen;
eine Drehosteotomie weitab der betroffenen Stelle würde zwar die Stellungsverbesserung des ganzen Beines herbeiführen, die Wiederherstellung
des muskulären Gleichgewichts aber unberücksichtigt lassen.

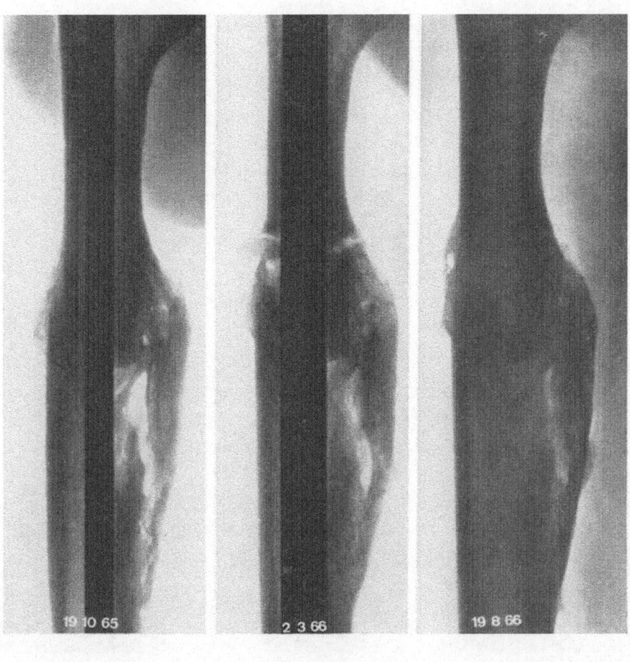

a   b   c

Abb. 28. (21125/F 43). a Außendrehfehlstellung bei knöchern ausgeheiltem Femurschaftstückbruch; b Intramedulläre Osteotomie unmittelbar oberhalb der ehemaligen Bruchstelle, Beseitigung der Drehfehlstellung; hier Zustand fortgeschrittener Heilung der Osteotomiestelle 4 Monate nach diesem Eingriff; c Marknagelentfernung 9 Monate nach intramedullärer Osteotomie und Osteosynthese mit dickem Marknagel, ehemalige Bruchstelle weiter strukturiert durchgebaut, Osteotomiestelle kaum noch erkennbar. Volle Belastbarkeit

Hinsichtlich der eigentlichen Reosteosynthese-Ergebnisse schließen sich die Fälle F 43—46 der Untergruppe 4 a an. Die intramedulläre Osteotomie nimmt auf die Knochenbruchheilung keinen kennzeichnenden Einfluß (Abb. 28). Die Dauer der stationären Behandlung betrug im längsten Fall 14, im kürzesten Fall 8 Wochen, im Durchschnitt 10,5 Wochen, also eine geringere Zeit als die Reosteosynthese-Fälle der Gruppe 4 a. Die Wiederherstellung der Funktionstüchtigkeit und die verbleibende MdE sind durch den zusätzlichen Eingriff der Osteotomie unbeeinflußt geblieben!

Die Ursache für die vorzeitige Atrophie des Marknagellagers und die Nagelwanderung im Fall F 46 dürften ehestens darin zu sehen sein, daß der Patient unerlaubterweise eine besonders intensive sportliche Betätigung aufnahm.

In keinem Fall der Gruppen 4 b und 4 c war zusätzliche Ruhigstellung im Gipsverband erforderlich.

5. Reosteosynthesen unter Verwendung der Plattenverschraubung nach den Prinzipien der AO (6 Fälle, F 47—52). In dieser doch verhältnis-

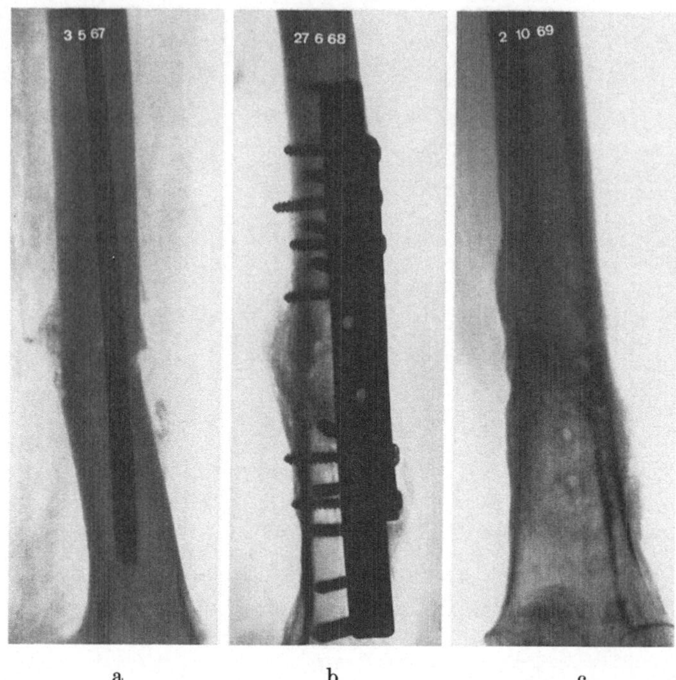

Abb. 29. (25071/F 49). a Atrophische Pseudarthrose in Rekurvationsstellung im distalen Femurschaftdrittel, Zustand 12 Wochen nach Versorgung. Marknagel zu dünn, in falscher Lage, zu kurz; b Reosteosynthese mit ventraler 6-Loch-Platte, hier Zustand 1 Jahr nach Durchführung derselben. Begründung für Doppelplatten-osteosynthese siehe Text; c Zustand ½ Jahr nach Plattenentfernung, die 22 Monate nach Reosteosynthese erfolgt war

mäßig kleinen Gruppe von Reosteosynthesen kommen sehr unterschied-liche Vorbedingungen, z.T. mit mehrfachen Vorbehandlungen, vor (Abb. 29). Auch die Durchführung der Reosteosynthese unterscheidet sich von Fall zu Fall. Einzelheiten sind aus Tabelle 5 ersichtlich.

Bemerkenswert erscheint, daß in 2 Fällen (F 47, 48) die Erst-, in einem Fall (F 50) die Zweitversorgung nicht zur Knochenbruchheilung führte. Im Falle F 47 kam es zum Ausriß von Schrauben, im Falle F 48 zum Bruch der Schrauben bei noch nicht hergestellter Tragfähigkeit des Knochens selbst. Im Falle F 50 lag bei deutlicher allgemeiner Voralterung eine erhebliche Knochenatrophie vor, die eine befriedigend stabile Osteo-synthese nicht zuließ; auch wurde bei der Reosteosynthese die Veran-kerung zu knapp vorgenommen, anstelle der 12-Loch-Platte hätte eine 15-Loch-Platte eingesetzt werden müssen; ferner hätte eine Spongiosa-plastik einen rascheren und kräftigeren knöchernen Wiederaufbau unter-stützen können; die Ausheilung wurde schließlich über Entlastung im Stützapparat erreicht.

Die Fälle F 51 und 52 stehen sich beispielhaft gegenüber:

Im Fall F 51 (s. Abb. 12, S. 29) erfolgte die Reosteosynthese 1 Jahr nach der unzulänglichen Marknagelung (9 mm) mit Achsenknick um 12° nach hinten, Außendrehfehlstellung um 40° und Verkürzung um 4 cm. Das Kniegelenk befand sich mit minimaler Wackelbeweglichkeit in fixierter Beugestellung von 150°. Die Reosteosynthese mit 10-Loch-Platte lateral und 8-Loch-Platte ventral wurde zunächst mit Entwicklung eines 14 Tage nach der Reosteosynthese auftretenden blanden Infekts beantwortet, wobei jedoch wiederholt vorgenommene bakteriologische Untersuchungen niemals pathogene Keime nachzuweisen vermochten. 5 Monate nach der Reosteosynthese stellte sich röntgenologisch eine Lockerung der ventralen Platte heraus, die daraufhin entfernt wurde, man fand wenig schlaffes Granulationsgewebe, aber keine Abszeßhöhle in der Tiefe; die Schrauben waren ohne Drehung herauszuheben. Unter antibiotischem Schutz heilte ein aus dem Beckenknochen entnommener Spongiosablock ein. Alsbald lockerte sich jedoch auch die laterale Platte, die 2 Monate nach der ventralen Platte entfernt wurde. Die bakteriologische Untersuchung, diesmal von einem anderen Institut durchgeführt, ergab auch jetzt weder nativ noch nach Anreicherung pathogene Keime. Die histologische Untersuchung des Knochenlagers ergab folgenden Befund (Prof. Dr. Büngeler, 15443/66): „Excision von einem Schwielengewebe und von Knorpelgewebe. Ersteres zeigt eine ausgedehnte Hyalinisierung seiner Faserzüge mit herdförmigen Kapillarsprossen und begleitenden lymphoreticulären und leukocytären Zellwucherungen. An der Oberfläche des kapillarreichen Granulationsgewebes zahlreiche kleinste Knochensplitter bzw. Kalkablagerungen. In der Excision vom knorpeligen Anteil befindet sich partiell-nekrotisches, partiell stärker proliferiertes und myxomatös umgewandeltes Gewebe mit vielen Kapillarsprossen, welches allmählich in ein normales Granulationsgewebe übergeht und auch dort kleinste sequestrierte Knochenbälkchen zwischen sich schließt. Diagnose: Schwere verschwielende und granulierende Entzündung mit multiplen kleinen Knochensequestern.“

Da knöcherne Festigkeit nicht gegeben war, wurde nunmehr eine zweite Reosteosynthese durchgeführt: In Anbetracht der zu erwartenden sehr langwierigen, wenn überhaupt in absehbarer Zeit einsetzenden Knochenheilung wurde Neuversorgung mit dickem Marknagel nach Aufbohrung von 10—17 mm mit Einführung eines 16 mm starken, 38 cm langen Marknagels vorgenommen. Die vorher bestehende ideale Stellung konnte gehalten werden. Die Wundheilung an der Plattenentnahmestelle verlief wieder gut, doch verblieb eine Fistel, die sich von Zeit zu Zeit schloß, um dann wieder aufzubrechen. Wiederholte Wundabstriche ergaben Sterilität. 6 Monate nach der Reosteosynthese versiegte die Fistel. Bis zu diesem Zeitpunkt war antibiotische Therapie mit Lincomycin® durchgeführt worden. Wegen der Beinverkürzung von 5 cm wurde orthopädisches Schuhwerk gegeben. So wurde der Patient entlassen. — 5 Monate später Wiederaufnahme wegen Aufbruch der Fistel, deren Abstrich erst jetzt Staph. aur. haem. und Enterococcen ergab. Unter antibiotischer Therapie mit Lincomycin® schloß sich die Fistel erneut. Röntgen-

6*

kontrollen in größeren Zeitabständen ergaben ganz allmählich knöchernen Wiederaufbau. Sequesterbildungen waren nicht zu erkennen, Resorptionserscheinungen im Nagellager traten ebenfalls nicht auf.

1 ½ Jahre später meldete sich der Patient mit Schmerzen im linken Kniegelenk wieder. Röntgenkontrolle zeigte, daß der Marknagel in das Kniegelenk vorgewandert war. Die Fistel bestand noch immer, der Abstrich ergab Staph. pyogenes aur. und Staph. alb. Der Marknagel wurde entfernt. Binnen weniger Tage trat Verschluß der Fistel ein. Der Röntgenbefund nach Marknagelentfernung zeigte den Schaftbruch nunmehr tragfähig verheilt. Belastung wurde schmerzfrei und ohne Reaktion ertragen. Der als Schreiner selbständig tätige Patient übt seinen Beruf wieder aus. Die Kniegelenksbeweglichkeit ist nur noch gering mit 150/175° erhalten.

Die Erfahrungen dieses Falles sind dahingehend zusammenzufassen, daß die Spätversorgung des Oberschenkelschaftes mit extramedullären Implantaten umso problematischer zu sein scheint, je mehr es auch die Vorbedingungen sind. Dabei ist nicht dem Wechsel vom intramedullären zum extramedullären Implantat die wesentliche Wirksamkeit zuzuschreiben, sondern der Tatsache, daß schlecht ernährte Knochenenden nicht bereit waren zur knöchernen Wiedervereinigung. Offenbar ist das sklerosierte-devitalisierte oder atrophische-hypovitalisierte Knochengewebe so mit seinem Umbau „beschäftigt", daß eine von Fragment zu Fragment überspringende Knochenbildung nicht eintritt. In der Zeit des Umbaues finden jedoch auch im Bereiche der Schraubenlager Umbauvorgänge statt, so daß eine vorzeitige Lockerung leicht möglich ist. Mit der Lockerung des oder der Implantate wird aber die Ursache an der Knochenunterbrechungsstelle wieder wirksam, womit dem Bestreben des Knochens zur knöchernen Vereinigung eine offenbar nicht mehr zu überwindende Schranke gesetzt wird. Das weitere Verhältnis zwischen Gewebe und dem Implantat wird dann von der Auseinandersetzung zwischen Wirt und Fremdkörper beherrscht.

Bemerkenswert erscheint ferner, daß der blande Entzündungsvorgang über einen langen Zeitraum hinweg und selbst noch nach der zweiten Reosteosynthese trotz immer wieder aufbrechender Fisteln keine bakterielle Besiedelung erkennen ließ, sondern der Entzündungsvorgang, der offenbar lediglich eine Auseinandersetzung zwischen Wirt und Implantat darstellte, aseptisch abgelaufen ist. Die bakterielle Besiedelung ist erst eingetreten, als der Patient zu Hause war!

Nachdem die Reosteosynthese mit doppelter Plattenverschraubung und nachträglicher Spongiosaanpflanzung mißlungen war, fiel die Indikation zur 2. Reosteosynthese mit Marknagel naturgemäß besonders schwer, da die Hoffnung auf knöcherne Ausheilung über dem Marknagel gering erscheinen mußte. Daß sie dennoch eingetreten ist, bestätigt die Richtigkeit des *Küntscher*schen Prinzips! Die Frage, ob nicht schon die 1. Reosteosynthese mit dickem Marknagel hätte durchgeführt werden sollen, läßt sich leicht dahingehend beantworten, daß sie nicht möglich war, da der Nagel einen entsprechenden Halt nicht gefunden haben würde. Erst die Umbauvorgänge während der 1. Reosteosynthese-Zeit haben die anatomischen Verhältnisse so gestaltet, daß die später notwendig werdende 2. Reosteosynthese mit dem Marknagel durchgeführt werden konnte.

Die Ausgangsverhältnisse beim Fall F 52 sind ähnlich, es bestanden nämlich eine X-Knickung, eine Verkürzung, eine Außendrehfehlstellung, eine Trümmerbildung an der Bruchstelle. Nur unterscheidet sich dieser Fall von Fall F 51 dadurch, daß die Reosteosynthese schon nach 16 Wochen durchgeführt werden konnte. Sie erfolgte nach eingehender Aufklärung der Patientin, die vom Vorbehandler darauf hingewiesen worden war, daß erst eine Verfestigung in Fehlstellung eintreten solle! Bei Eröffnung der 16 Wochen alten Bruchstelle ließen sich die jungen Callusmassen gerade eben noch abschieben, so daß eine weitgehend vollständige Darstellung der ursprünglichen Bruchflächen gelang. So war die Wiederherstellung genauer anatomischer Verhältnisse möglich, die Bruchstelle wurde mit einer lateral angelegten 12-Loch-Platte fixiert. Das medial ausgebrochene Keilbruchstück wurde jedoch nicht wieder eingesetzt, um der Gefahr einer Sequestration zu entgehen. Hier wurde Beckenkammspongiosa in reichlichem Maße eingepflanzt. Es erfolgte scheinbar gute Ausheilung. Nach 20 Wochen kam es unter Belastung jedoch zum Plattenbruch in Höhe der ehemaligen Bruchstelle, die sich als noch immer nicht fest erwies. Darauf erneute Reosteosynthese mit einwandfreiem Heilverlauf unter anfänglicher Ruhigstellung im Becken-Bein-Gipsverband.

Vergleicht man die Fälle F 51 und 52, so ergibt sich hieraus die Schlußfolgerung, daß nach ungenügender Formwiederherstellung im 1. Operationsgang — oft unter der Not der Situation so geschehen — alsbald die Reosteosynthese zur Wiederherstellung des anatomischen Zustandes durchgeführt werden soll.

D. Fehler bei Reosteosynthesen

Bei den Marknagelfällen (F 20—46) sind typische Fehler nicht beobachtet worden.

Fehlermöglichkeiten sind gegeben durch falschen Bohrweg und infolgedessen falschen Nagelweg, zu kurzen oder zu langen Nagel. Der zu kurze Nagel hat zur Folge, daß im distalen Fragment keine genügende Nagelführung entsteht, möglicherweise der Nagel exzentrisch einläuft, der zu lange Nagel führt entweder zu Störungen im Kniebereich oder im Hüftbereich, so daß u. U. eine frühzeitige, zu frühzeitige Marknagelentfernung vorgenommen werden muß. Daß diese Fehler leicht vermieden werden können, zeigt die vorstehend besprochene Serie.

Ein dem Marknagel unzutreffenderweise immer wieder nachgesagter Fehler ist die Drehinstabilität. Diese ist dann nicht gegeben, wenn genügend feste Wandschlüssigkeit in beiden Fragmenten hergestellt wird, was lediglich von der genügend weiten Aufbohrung und der dazu passenden Marknagelstärke abhängt.

Ein in der Untersuchungsserie nicht vorkommender, aber möglicher Fehler ist schließlich die Sprengung des Knochenrohres bei nicht genügender Aufbohrung und Verwendung eines zu starken oder falsch einlaufenden Nagels. Man kann insbesondere die Zersprengung des Markraumeinganges des distalen Fragmentes dadurch verhindern, daß eine möglichst gute Führung des Marknagels mittels darin eingelegten dünnen Nagels gewährleistet wird. Im übrigen muß in jedem Falle für gute Einrichtung der Bruchstücke aufeinander gesorgt werden, ebenso wie dies bei Frakturversorgungen erforderlich ist.

Die Problematik der möglichen Fehler bei Plattenverschraubungen am Oberschenkel ist schon bei der Besprechung der Gruppe 5 erörtert worden. Zusammenfassend handelt es sich um folgende: Zu kurze Plattenlänge im allgemeinen, zu kurze Plattenlänge gegenüber einem Fragment, Verschraubung in nicht genügend tragfähigem Knochen, Rückverlagerung nicht genügend vitaler oder gar devitalisierter Knochenstücke anstelle von Spongiosaplastiken. Die Frühbelastung des mit Plattenverschraubung versehenen Oberschenkels darf niemals gestattet werden, da das extramedullär angelegte Osteosynthesematerial aus technischen und biologischen Gründen nicht in der Lage sein kann, diese Belastung zu tragen. Dies gilt schon für Frakturversorgungen, umso mehr aber für Reosteosynthesen in einem stets als vorgeschädigt geltenden Gebiet.

E. Zusammenfassung
(unter Einschluß der medizinischen und sozialen Rehabilitation)

Von 52 Reosteosynthese-Fällen betreffen 46 Pseudarthrosen, nämlich je 22 atrophische und hypertrophische sowie 2 Defektpseudarthrosen. Je 1 Fall betrifft den Bruch eines dünnen Marknagels bzw. den Ausriß einer Plattenosteosynthese. Nur 4 Fälle betreffen Reosteosynthesen, die lediglich zum Zwecke der Beseitigung der Fehlstellung vorgenommen wurden, davon in 3 Fällen mittels Markraumsäge, in einem Fall mittels Plattenverschraubung + Spongiosaplastik.

Die Hauptfunktion des Oberschenkelknochens ist eine Tragfunktion im Stand und in der Bewegung, wobei jedes Bein abwechselnd die Hälfte der gesamten Körperlast zu tragen hat. Als Mittelstück zwischen Körper und dem eigentlichen Fortbewegungsorgan, nämlich Knie-Unterschenkel-Fuß, ist der Oberschenkel unentbehrlich, sein anatomischer oder funktioneller Verlust bedeutet auch den entsprechenden Verlust von Unterschenkel und Fuß. Aus diesem Grunde ergibt sich die Indikation zur Wiederherstellung des Knochens bei Falschgelenkbildung aus sich heraus. Aber auch die Beseitigung einer Fehlstellung, insbesondere der nach einer Fraktur aufgrund der Muskelzugverhältnisse leicht eintretenden Außendrehfehlstellung, ist angezeigt, weil sie eine sehr erhebliche Beeinträchtigung der funktionellen Brauchbarkeit des ganzen Beines zu diesem Zeitpunkt, zugleich auf lange Sicht auch Schädigungsursache für die falsch beanspruchten Nachbargelenke darstellt. Hinsichtlich der Fehlstellungszustände nach Frakturen liegen die Verhältnisse also anders als etwa am Oberarm, wo erhebliche Drehfehler ohne Schaden funktionell ausgeglichen werden und auch Achsenknickungen bedeutenden Grades unschädlich und funktionell nicht sonderlich hindernd sind.

Die Betrachtung der zur Beseitigung von Fehlstellungen vorgenommenen Reosteosynthesen des Oberschenkelschaftes ergibt folgende wiederkehrenden Gesichtspunkte:

Von 52 Reosteosynthesen dienten 35 auch der Beseitigung der Fehlstellung, von diesen nur 4 ausschließlich der Beseitigung der Fehlstellung. Neben den Fehlstellungen im subtrochanteren und im supracondylären Bereich, die hier nicht untersucht sind, bilden sich aufgrund der Anordnung und Wirksamkeit der Muskeln leicht Drehfehler aus, vorwiegend im Sinne der Außenrotation, die bis zu einer Abweichung von 10° leicht auszugleichen sind, darüber hinaus jedoch nachteilig wirken.

Im vorliegenden Untersuchungsgut finden sich 3 Fälle, in denen die Außendrehfehlstellung 40 bzw. 50 bzw. 90° betrug und damit das Maß der Ausgleichbarkeit überschritten. In 2 Fällen, deren Behandlung noch in die 50iger Jahre fällt, wurde die offene Osteotomie mit anschließender Versorgung mit dünnem Marknagel und Phemister-Span-Anlagerung vorgenommen. Die Behandlung war langwierig, im einen Fall trat eine kurzdauernde Infektion hinzu. In den Fällen F 4 und 9 verblieben erhebliche Einschränkungen der Kniegelenksbeweglichkeit. Im Falle F 43 aus dem Jahre 1966 konnte bereits die Markraumsäge nach Küntscher angewandt werden. Dieser Eingriff gestaltete sich einfach, die Heilung erfolgte rasch, volle Belastbarkeit war alsbald wieder gegeben, die Übungsbehandlung konnte voll angreifen, vollkommen freie Beweglichkeit des Kniegelenkes wurde erzielt.

Die Gegenüberstellung der beiden nach offener Osteotomie mit dünnem Marknagel und Phemister-Span-Anlagerung versorgten Fälle (F 4 und 9) mit dem mit intramedullärer Osteotomie und dickem Marknagel versorgten Fall (F 43) zeigt eindeutig, daß die geschlossene intramedulläre Drehosteotomie das Problem sehr vereinfacht hat.

Aber auch die Beseitigung einer Achsenknickung kann mit Hilfe der Markraumsäge vereinfacht werden. Das zeigt die Gegenüberstellung der Fälle F 19 und 44. Die langdauernde Ruhigstellung bei offener Osteotomie (19) konnte bei gedeckter Osteotomie (44) erspart werden; das Endergebnis war im Falle F 44 besser als im Falle F 19, nicht zuletzt aufgrund der früheren Durchführbarkeit der Übungsbehandlung (Abb. 30 u. 31).

Zum Problem der Reosteosynthese des Oberschenkelschaftes wegen Pseudarthrose — 46 Fälle — kann vorweggenommen werden, daß die Pseudarthrosenbehandlung mit dem dicken, 14 mm und mehr messenden Marknagel nach entsprechender Aufbohrung gemäß den Vorschriften von Küntscher die Methode der Wahl ist, sofern nur die übrigen Voraussetzungen zur Marknagelversorgung gegeben sind: Die schlüssige Aufeinanderstellung der Fragmente und die Wandschlüssigkeit des Nagels in beiden Knochenrohren. Die Frage, ob es sich um eine atrophische oder um eine hypertrophische Pseudarthrose handelt, ist aufgrund der getätigten Beobachtungen weniger bedeutungsvoll, wenn nicht gar bedeutungslos. Diese Frage spielt aber eine Rolle hinsichtlich der Heilungszeit: Die atrophische Pseudarthrose heilt auf dem dicken Marknagel wesentlich langsamer als die hypertrophische, die in wenigen Wochen zur knöchernen Vereinigung der Bruchstücke führt.

Die Versorgung mit dickem Marknagel, die die Aufbohrung der Markhöhle voraussetzt, stellt das am meisten physiologisch arbeitende

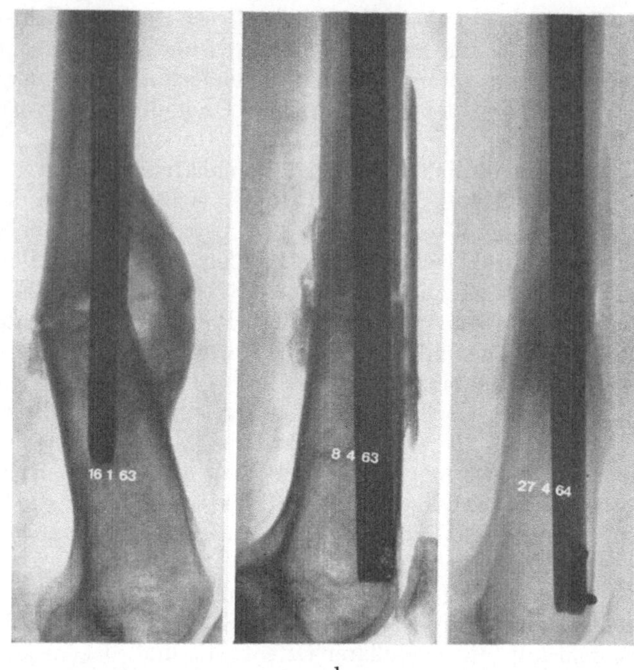

a   b   c

Abb. 30. (17191/F 19). a Atrophische Femurschaftpseudarthrose im distalem Drittel in geringer Varus- und erheblicher Rekurvationsstellung. Eigenartige Callusspange an der Vorderinnenseite. Marknagel im distalen Fragment zu kurz, darüber hinaus ohne jede Haftmöglichkeit. Zustand 22 Wochen nach Versorgung; b Reosteosynthese mit dickem Marknagel + Kieler-Span-Anlagerung vorderseitig, Wiederherstellung regelrechter Stellungsverhältnisse. Zusätzliche Ruhigstellung im Gipsverband über 8 Wochen, Übungsbehandlung erst danach beginnend; c Kontrolle des Durchbauungszustandes 15 Monate nach Reosteosynthese zeigt Wiederherstellung der knöchernen Einheit des Schaftes, jedoch keinen Einbau des Kieler Spanes. Zu diesem Zeitpunkt Entfernung des Marknagels. Stark eingeschränkte Kniegelenksbeweglichkeit, MdE für diese Einzelverletzung und ihre Folgen 40%!

Verfahren zur Pseudarthrosenbeseitigung dar. Sie bietet gerade am Oberschenkel dem Knochen diejenige Festigkeit und damit die absolute Ruhe an der Pseudarthrosestelle, deren der Knochen zur gefäßmäßigen und dann knöchernen Überbrückung bedarf. Zugleich gestattet der dicke Marknagel aber auch die vollständige funktionelle physiologische Brauchbarkeit einschließlich einer dosierten Belastbarkeit. Der Einwand, der Marknagel stabilisiere nicht gegen Drehung, trifft nicht zu, vorausgesetzt, daß das von Küntscher immer wieder herausgestellte Prinzip der Verklemmung technisch beachtet wird.

Die Fälle der Gruppen 1, 2 und 3 sind nur noch der historischen Betrachtung wert. Die Versorgung mit dünnem Marknagel, die schon bei der Frakturversorgung nicht ausreicht, ist erst recht nicht für die Pseudarthrosenbehandlung angezeigt, weil sie unwirksam oder allenfalls auf

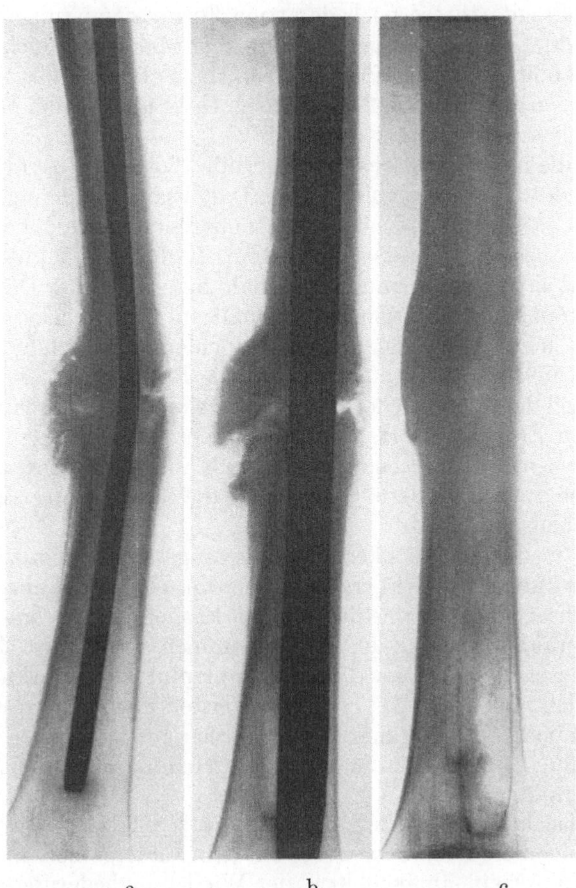

a   b   c

Abb. 31. (22707/F 44). a Stark hypertrophische Femurschaftpseudarthrose mit erheblicher Varusstellung und Knickung des dünnen Marknagels, Rekurvationsstellung. Zustand 20 Wochen nach Nagelung; b Reosteosynthese mit in beiden Fragmenten wandschlüssigem dickem Nagel nach gleichzeitiger intramedullärer Osteotomie auf der medialen Seite, so daß Geradstellung in beiden Richtungen erreicht werden konnte; c Röntgenkontrolle nach Marknagelentfernung 18 Monate nach Reosteosynthese und intramedullärer Osteotomie zeigt Wiederherstellung der knöchernen Einheit und bereits weitgehenden Abbau der überschüssigen Callusmassen. (Aus Probst, 1969)

großen Umwegen wirksam ist. Das gilt ebenso für alle Reosteosynthesearten, die sich neben Spanverpflanzungen zusätzlich der Versorgung mit dünnem Marknagel bedienen. Wo ein dicker Marknagel angewandt wird, bedarf es einer zusätzlichen Knochenspananpflanzung nicht.

Es bleiben einige Fälle übrig, in denen auch der dicke Marknagel zur Reosteosynthese nicht angezeigt erschien. Im vorliegenden Untersuchungsgut handelt es sich nur um 6 Fälle. Hier waren solche Pseudarthroseformen gegeben, die aufgrund der Ursprungsverletzung auch im Zustand der Pseudarthrose noch derartige Formveränderungen aufwiesen, so daß eine Reosteosynthese mit dickem Marknagel nicht die gewünschte Stabilität herbeigeführt hätte. Im Falle F 51 wurden die Voraussetzungen zur späteren 2. Reosteosynthese mit dickem Marknagel erst nachträglich geschaffen (s. dort).

Je früher die mosaikartig rekonstruierende Plattenosteosynthese ausgeführt wird, desto wirkungsvoller ist sie. Die Zusammenfügung im Sinne der Wiederherstellung natürlicher anatomischer Zuordnungen bringt zweifellos die besten Voraussetzungen für Heilung und gute Dauerergebnisse mit sich. Der Zeitraum, innerhalb dessen mit der Darstellbarkeit der anatomischen Grenzen der ehemaligen Bruchstücke gerechnet werden kann, liegt aber in aller Regel unter einem halben Jahr. — Auch aus diesem Grunde ist es empfehlenswert, die Reosteosynthese mit dickem Marknagel dort vorzuziehen, wo die Nagelung anatomisch zu einem befriedigenden Ergebnis führt, wo also Achsenknickungen und Achsendrehungen bei „weicher" Pseudarthrose noch ausgeglichen werden können oder eine intramedulläre Osteotomie die Einrichtung des Oberschenkelknochens gestattet.

Hinweise für die Schädlichkeit des Überganges von einem zum anderen Implantat haben sich nicht ergeben. Allerdings ist darauf hinzuweisen, daß der Wechsel vom intramedullären Marknagel zur extramedullären Plattenverschraubung nur dreimal vorgenommen worden ist (F 49, 51, 52), der Wechsel vom extramedullären Implantat zum Marknagel nur einmal, nämlich im Falle F 51; es sind ansonsten zwei weitere Fälle, von Versorgung mit dickem Marknagel nach vorheriger Drahtumschlingung verzeichnet (39, 40), in denen einwandfreie Heilung nach der Reosteosynthese eintrat.

Die Durchsicht der Tabelle zeigt, daß trotz z.T. lange bestehender Verletzungsfolgen die Reosteosynthese mit dem Endergebnis der Wiederherstellung der Arbeitsfähigkeit bzw. der Wiedereingliederung am alten oder an einem neuen Arbeitsplatz endete. Ein vollständig unbrauchbares oder gar ein schlechteres Ergebnis entstand in keinem Fall. In 4 Fällen gelang die Wiedereingliederung aus sozialen Gründen nicht, weil die Patienten bereits zu alt waren oder wegen anderer Verletzungen nicht rehabilitiert werden konnten.

Zusammenfassend kann festgestellt werden, daß die Behandlung der Pseudarthrose und der Fehlstellung des Oberschenkels zumeist voll wirksam mit der „dicken" Marknagelung nach Küntscher durchgeführt werden kann. Aufgrund der gegebenen anatomischen und muskelphysiologischen Verhältnisse muß die Marknagelung des Oberschenkels auch zum Zweck der Reosteosynthese gerade als das physiologische Verfahren erachtet werden, während die Plattenverschraubung nur dort als ein — allerdings wertvoller — Behelf eingesetzt werden soll, wo eine genügende anatomische Zurichtung vorgenommen werden muß und diese mit dem Marknagel nicht zu erreichen ist. In Fällen der Plattenverschraubung wird von Fall zu Fall zu prüfen sein, inwieweit zugleich eine Spongiosaplastik erforderlich ist, um die aus der Ernährung ausgeschalteten Knochenbruchstücke, denen eine verminderte Regenerationspotenz eigen ist, zu ersetzen.

Bestandteil der Reosteosynthese-Behandlung muß stets die möglichst frühzeitig angesetzte Übungsbehandlung sein, da von ihrer Durchführung die funktionelle Wiederherstellung des Tragorgans Oberschenkel mit den dazugehörigen Gelenkverbindungen abhängig ist.

Die beiden neuzeitlichen Reosteosynthese-Verfahren der Versorgung mit dickem Marknagel und der Plattenverschraubung sind so ausgearbeitet, daß die Reosteosynthese des Oberschenkelschaftes trotz der hier gegebenen natürlichen Erschwernisse der Heilungsbereitschaft stets angezeigt ist, wenn die bisherige Osteosynthese die zur Heilung notwendige Ruhigstellung der einzelnen Knochenfragmente gegeneinander nicht mehr gewährleistet. Die soziale Bedeutung der Indikationsstellung ergibt sich aus der Tatsache, daß in den in Betracht kommenden Fällen F 20—52 29mal die volle Rehabilitation zum alten Arbeitsplatz — trotz Nebenverletzungen mit zusätzlichen Erschwerungen — erreicht werden konnte.

5. Reosteosynthesen des Schienbeinschaftes

A. Allgemeine Vorbemerkungen

Wiederholungseingriffe am Schienbein — die Eingriffe am Wadenbein bleiben hier außer Betracht, da das Wadenbein allein keine Tragfunktion hat — sind in allen drei Abschnitten — Schienbeinkopf, -schaft, -basis — ziemlich häufig vorzunehmen, da gerade der Unterschenkel zahlreich durch oft schwere, vor allem aber folgenreiche Verletzungen betroffen wird. 20% aller Knochenbrüche betreffen den Unterschenkel, von den offenen Knochenbrüchen entfallen 68% auf den Unterschenkel (Holle)! Die offenbar aus mehreren Ursachen genährte Neigung zu Fehlheilungen ist bekannt.

Die oberflächliche Lage des Schienbeines verführt gelegentlich dazu, „kleine" Eingriffe im Sinne einer falschverstandenen Osteosynthese durchzuführen. Ehalt hat unlängst noch betont, daß die Osteosynthese demjenigen, der seltener mit dieser Materie zu tun hat, auf keinen Fall empfohlen werden kann, und daß eine gute konservative Behandlung eines Unterschenkelbruches besser sei als eine gewagte Osteosynthese. Zu den gewagten, weil unzulänglichen Osteosynthesen sind auch die Drahtumschlingung (Abb. 32) und die sogenannte Markdrahtung zu rechnen. Das gilt insbesondere für die Versorgung offener Frakturen!

Obwohl ein Fünftel aller Frakturen den Unterschenkel betrifft, überrascht es doch nicht, daß in der vorliegenden Untersuchung nur 39 Reosteosynthesen den Unterschenkel betreffen, während der weit weniger von Frakturen betroffene Oberschenkel (6%) hier mit 52 Fällen ansteht. Die Gründe hierfür sind einleuchtend: Etwa doppelt soviele Unterschenkelbrüche (15%) als Brüche des Oberschenkels (7%) sind offene Brüche; eine Knochen- oder Weichteilinfektion nach offenem Bruch tritt aber am Unterschenkel wesentlich häufiger auf, so daß sich im Rahmen dieser,

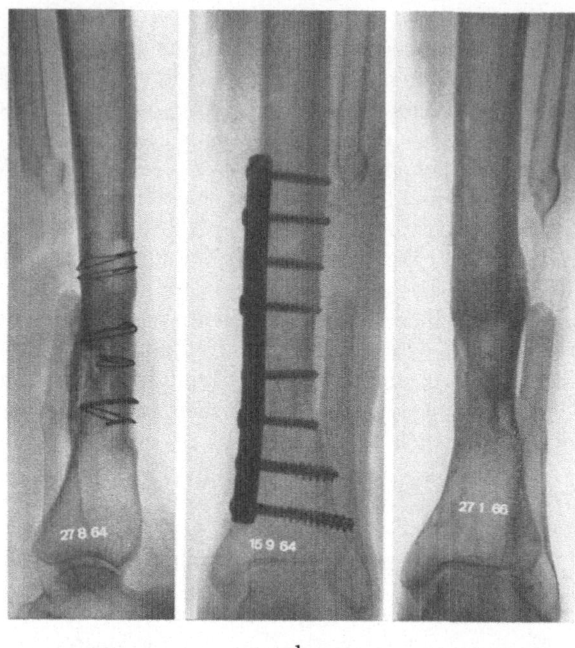

a   b   c

Abb. 32. (19992/T 33). a Atrophische Tibiaschaftpseudarthrose mit 6facher insuffizienter Drahtumschlingung; hochgradige Knochenatrophie, Zustand 50 Wochen nach Unfall; b Reosteosynthese mit medialer Druckplatte, keine Spongiosaanlagerung; c Ausheilungszustand 1½ Jahre später. Inzwischen war Refraktur durch erneuten Sturz eingetreten; Behandlung durch Ruhigstellung im Gipsverband, später Sicherung im Stützapparat. Die Plattenentfernung war bereits 5 Monate nach Reosteosynthese wegen schwieriger Hautverhältnisse durchgeführt worden; damals war knöcherne Einheit hergestellt, jedoch noch keine tragfähige Bälkchenstruktur differenziert

auf nichtinfizierte Verhältnisse bezogenen Untersuchung die Zahl der Reosteosynthesen am Unterschenkel zwangsläufig vermindert. Bemerkenswert ist ferner, daß in unserem gesamten Untersuchungsgut desselben Zeitraumes neben den 39 hier besprochenen Fällen unmittelbarer Reosteosynthesen 17 weitere Fälle mit sogenannter tertiärer Reosteosynthese vorhanden sind; in diesen Fällen liegt zwischen der Entfernung des vorher benutzten Implantats und der erneuten Osteosynthese ein größerer, der Erholung des Knochens und der Weichteile gewidmeter Zeitraum. Vergleicht man den Unterschenkel mit dem Oberschenkel, so ergeben sich folgende Verhältnisse: Die unmittelbaren Reosteosynthesen machen am Unterschenkel nur 70% (39 Fälle), am Oberschenkel aber 82% (52 Fälle), die tertiären Reosteosynthesen am Unterschenkel 30% (17 Fälle), am Oberschenkel nur 18% (11 Fälle) aus.

Dagegen scheint die Zahl der auswärts, d.h. in nicht speziell der Unfall- und Wiederherstellungschirurgie gewidmeten Krankenanstalten am Unterschenkel durchgeführten Reosteosynthesen geringer zu sein als die der Oberschenkel-Reosteosynthesen; unter 39 Fällen finden sich nämlich nur 4, das ist gerade $^1/_{10}$ der Patienten dieses Abschnittes. Hier spiegelt sich offenbar wider, daß die Auswechselung eines Marknagels, die am Oberschenkel der bevorzugte Reosteosynthese-Eingriff ist, am Unterschenkel sich doch mit größeren Schwierigkeiten verbindet, zumal am Unterschenkel häufiger Fehlstellungen und Achsenknickungen vorkommen, die schwieriger als am Oberschenkel zu beseitigen und bei denen die verbesserte Stellung schwieriger zu halten ist.

Ob die Veranlassungen zu Reosteosynthesen am Oberschenkel häufiger und dringlicher sind als am Unterschenkel, läßt sich nicht beantworten. Bei objektiver Betrachtung ist aber kaum eine mindere Notwendigkeit der Reosteosynthese am Unterschenkel bei gleichartiger Veranlassung zu begründen. Indessen ist der Unterschenkel ein peripherer Gliedabschnitt, dessen Störung der Patient subjektiv zunächst weniger empfindet, da er zwar im Gebrauch der Gliedmaße behindert, aber doch in anderer Weise beeinträchtigt wird als bei einer Verletzungsfolge am Oberschenkel. Auch spielt das psychologische Moment der Nichtbrauchbarkeit eines unverletzten Unterschenkels infolge einer Störung am Oberschenkel eine ungleich größere Rolle als die Vorstellung, „nur“ der Unterschenkel sei betroffen.

In Wirklichkeit sind Achsenknickungen und Drehfehlstellungen auch geringer Grade, wenn sie am Unterschenkel lokalisiert sind, äußerst nachteilig für den Gebrauch und schädlich für den natürlichen Abnutzungsvorgang an den benachbarten Gelenken. Ebenso wie am Oberschenkel können auch am Unterschenkel schon geringe Achsenknickungen und Drehfehler — häufig sind sie kombiniert — durch die benachbarten Gelenke und durch das Hüftgelenk nicht ausgeglichen werden. Daher gilt für den Unterschenkel ebenso wie für den Oberschenkel die Forderung, nicht der Wiederherstellung der knöchernen Einheit schlechthin, sondern der der natürlichen Stellungsverhältnisse den Vorrang einzuräumen.

Der Ausgleich von Beinlängenunterschieden spielt insofern eine geringere Rolle, als in den meisten Fällen die Verkürzung sich in Grenzen hält und durch eine entsprechende Absatzerhöhung meist leicht ausgeglichen werden kann. Gegenüber der Oberschenkelverkürzung entfällt bei der Verkürzung des Unterschenkels die Höhenverschiebung in der Kniegelenksebene beim äußeren Verkürzungsausgleich.

Auch die Zahl der Reosteosynthesen des Unterschenkels wird dadurch beeinflußt, daß äußere Hilfsmittel, wie Schienenhülsenapparate, nur als Behelfe angesehen werden können und am Unterschenkel deren Anwendung auf diejenigen Fälle beschränkt bleiben sollte, bei denen eine operative Wiederherstellung bestmöglicher Leistungsverhältnisse aus unterschiedlichen Gründen nicht angezeigt erscheint, z. B. bei infizierten bzw. infiziert gewesenen Pseudarthrosen, bei ungünstigen Hautverhältnissen usw.

Aus der o. g. Zahl von 17 $= 30\%$ tertiären Reosteosynthese am Unterschenkel geht schon hervor, daß die im übrigen nicht zu bestreitende Indikation zur Reosteosynthese bei nicht heilender Pseudarthrose stärker von den gegebenen Gewebeverhältnissen abhängig ist als am Oberschen-

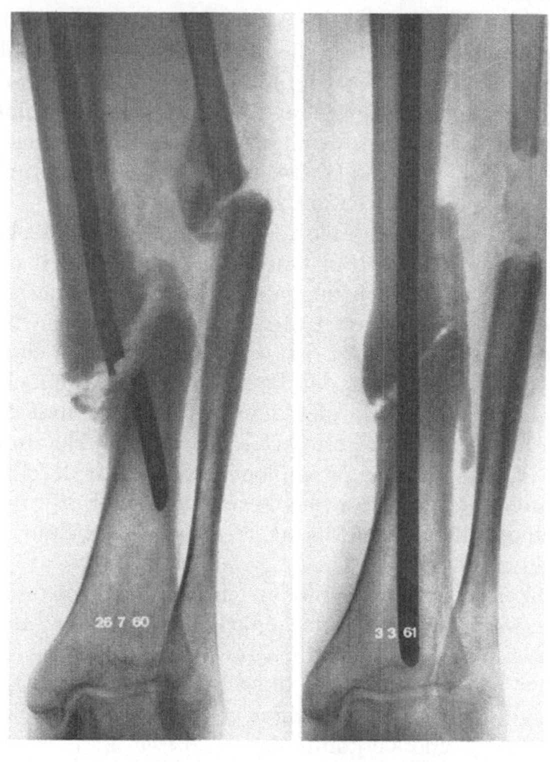

a   b

Abb. 33. (12941/T 7). a Hypertrophische, fehlstehende Pseudarthrose, Nagelbruch, Zustand 3 Monate nach Nagelung. Vorausgegangen waren bereits eine erste Nagelung und eine Fibularesektion; b Reosteosynthese mit dünnem Marknagel unter Resektion der Fragmentenden und lateral angelagertem Phemister-Span sowie großer Fibularesektion führte innerhalb von 7 Monaten nicht zur knöchernen Ausheilung, vielmehr kam es erneut zum Nagelbruch (Röntgenbilder verlustig);

kel, insoweit ungünstige Ernährungsverhältnisse der Haut vorliegen können; diese Bedingung tritt am Oberschenkel nur selten auf. Im übrigen gilt aber auch für den Unterschenkel die Feststellung, daß das Bestehenbleiben einer Pseudarthrose die Nichtbrauchbarkeit eines wesentlichen Abschnittes der Gliedmaße bedeutet und die für das Eigendasein des Unterschenkels notwendigen Funktionen, insbesondere des Blutumlaufes, des interstitiellen Flüssigkeitsumlaufes, des Zustandes der Muskeln und Sehnen sowie des Zustandes der Gelenke im Fußbereich beeinträchtigt werden. Natürlich zieht der erzwungene Nichtgebrauch neben den krankhaften Gewebeveränderungen Umbauerscheinungen an den umgebenden und abliegenden Knochenabschnitten nach sich.

Die Auswirkung des Bestehens einer Unterschenkelpseudarthrose auf den ganzen Menschen unterscheidet sich nicht in der Art, doch aber dem Grade nach von Auswirkungen der Oberschenkelpseudarthrose; letzten Endes wird auch der Unterschenkelpseudarthrosenträger in seiner Fähig-

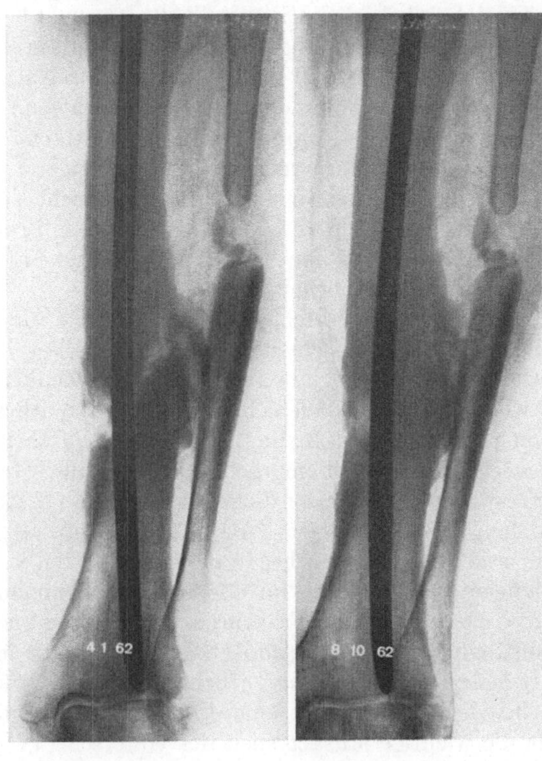

c   d

Abb. 33. c Nochmalige Reosteosynthese mit etwas stärkerem, aber noch immer nicht genügend wandschlüssigem Nagel, keine Aufbohrung, Belassung des Phemister-Spanes, ständige Ruhigstellung im Gipsverband; d Erst innerhalb eines weiteren Jahres, bei inzwischen erfolgter Versorgung mit Stützapparat, tritt die knöcherne Ausheilung ein

keit zu zusammengesetzten Funktionen wie Heben, Tragen, Werfen, der Standfestigkeit wesentlich eingeschränkt und in seiner körperlichen Freizügigkeit behindert sein, wie er ebenso einer schweren körperlichen Anforderung nicht mehr gewachsen ist.

Unter diesen Gesichtspunkten ist die Reosteosynthese am Unterschenkel auf jeden Fall angezeigt, wenn ein intra- oder extramedulläres Implantat wirkungslos geworden ist, sei es, daß es sich verbogen, sei es, daß es sich gelockert hat (Abb. 33). Ohne festen Sitz des Implantats ist ebenso wie in Fehlstellung mit einer Störung im Heilungsvorgang zu rechnen, so daß die Nichtwiederherstellung der knöchernen Einheit des Schienbeinschaftes zu befürchten ist. Während am Oberschenkel erhebliche körpereigene Kräfte angreifen, sind es am Unterschenkel vorwiegend Belastungen beim Auftreten, aber auch die Biegungskräfte aus eigener Schwerkraft, die auf jedes metallische Implantat einwirken. Dieses besitzt, selbst ohne eigene organische Binnenstruktur, nicht die Fähigkeit zur lebendigen Umbaureaktion und kann daher nur begrenzte Zeit dem Knochen die Festigkeit leihen, die dieser selbst z. Zt. nicht besitzt. Früher oder später tritt also ein Ermüdungsbruch des Implantats ein. Im vorliegenden Untersuchungsgut von 39 Fällen sind allein 6 Nagelbrüche und eine Nagelverbiegung vorgekommen; das ist mehr als ein Sechstel der Fälle. Bis auf einen (Fall F 36) waren die Nägel höchstens 7,5 mm stark; ein Nagel war 14 mm stark, er brach nach 17monatiger Funktionszeit. Ob und wann ein Ermüdungsbruch eintritt, kann nicht vorausgesehen werden; wo eine Verbiegung eintritt, muß auch mit dem Bruch gerechnet werden (s. auch Abb. 4, S. 9), ohne daß die Verbiegung als unbedingte Voraussetzung zum Inplantatbruch anzusehen wäre.

Die Häufigkeit der Nagelbrüche und die Tatsache, daß auch nach Reosteosynthese Marknägel im einen oder anderen Falle gebrochen sind, weist schon auf das Erfordernis hin, auch am Unterschenkel die Implantate so stark wie möglich zu wählen. Bei der Reosteosynthese ist grundsätzlich davon auszugehen, daß die Fähigkeit zu rascher Wiederherstellung der knöchernen Einheit eingeschränkt sein kann. Starke Implantate in diesem Sinne stellen nur der dicke Marknagel ab etwa 12 mm und die genügend lang gewählte Platte (AO) dar. Alle übrigen Implantate sind keine zur stabilen Osteosynthese tauglichen Mittel.

Die zusätzliche Ruhigstellung im Gipsverband kann im einen oder anderen Falle — wie auch bei der Frakturen- und Pseudarthrosenbehandlung — unumgänglich sein; im Grundsatz soll jedoch die innere Osteosynthese einer äußeren Absicherung entbehren können. Denn die Ruhigstellung im Gipsverband bedeutet eine erhebliche patho-physiologische Belastung, da die wichtige Muskelarbeit des Unterschenkels vollständig unterbunden wird, während zugleich Knie- und Fußgelenke eine Schrumpfung ihrer Gewebe erleiden, woraus in der Regel erhebliche Beweglichkeitsschäden hervorgehen.

Immer ist davon auszugehen, daß das mit einer Unterschenkelpseudarthrose behaftete Bein bereits einen erheblichen Schaden genommen hat, wenn die Reosteosynthese erforderlich wird; die Verhältnisse zum Zeitpunkt vor der Reosteosynthese sind keineswegs mit denen zum Zeitpunkt nach einer Fraktur gleichzusetzen: Hier sind die Gewebe noch unverändert, es bedarf nur der anatomischen Wiederherstellung, dort sind alle Gewebe erheblich geschädigt und bloß eine anatomische Zusammensetzung nützt nichts, es muß die Wiederaufnahme der physiologischen Tätigkeiten ermöglicht werden! Die Reosteosynthese ist in diesem Sinne kein Eingriff, der etwa nur als letzter Ausweg bei vital immobilisationsgefährdeten alten Menschen angezeigt wäre, bei denen der Gipsverband eine Lebensbedrohung darstellt. Gerade bei dem mitten im Leben stehenden Menschen ist die bestmögliche, d. h. funktionstüchtige Wiederherstellung der Gliedmaße erforderlich, weil nicht von der knöchernen Einheit seines Schienbeines, sondern von der Gebrauchstüchtigkeit des ganzen Beines seine zukünftige soziale Stellung abhängt.

Der Einwand, die Plattenverschraubung verleihe keine Belastungsfestigkeit, geht an Sinn und Zweck dieser Osteosyntheseart vorbei; auch bei der Pseudarthrose bezweckt die Plattenverschraubung ebenso wie

bei der Frakturenbehandlung lediglich die Stellvertretung für die z. Zt.
fehlende knöcherne Festigkeit, die die Grundlage des funktionellen Ge-
brauches der Gliedmaße ist. Im übrigen bietet sich mit dem Gehapparat
die Möglichkeit an, das verletzte Bein auch bei erst in Ausheilung befindlicher Pseudarthrose zu belasten, indem die Last nicht vom Schienbeinkopf auf den -schaft, sondern auf den Gehapparat abgeleitet wird. Der
Gehapparat hat nicht die Aufgabe eines Schienenhülsenapparates, sondern eines stellvertretenden Kraftträgers mit der besonderen Einrichtung zum funktionellen, aber nicht den Schienbeinschaft belastenden
Gebrauch der Fußgelenke.

Neben der Pseudarthrose erfordert als weiterer Unfallfolgezustand
die Fehlstellung im Sinne der Achsenknickung oder der Drehung besondere Beachtung. Achsenknickung in einer oder in zwei Richtungen
kommt dabei mitunter auch zusammen mit einem Drehfehler vor. —
Jeder dieser Achsenfehler führt neben einer Störung der Pseudarthrosenheilung auf lange Sicht zu Störungen und Schädigungen in den benachbarten Gelenken. Witt und Mittelmeier haben darauf hingewiesen, daß
oft schon in kurzer Zeit beträchtliche Schmerzen im Knie und in den
Sprunggelenken entstehen und daß der vorzeitige Verschleiß der Gelenke
durch die Fehlstatik verhindert werden müsse. Extensionsbehandlung
und Redressement lehnen sie ab, dafür befürworten sie die Osteotomie,
die allerdings nicht an der alten Bruchstelle, sondern proximal oder distal
davon durchgeführt werden solle. Ausdrücklich heben sie hervor, daß die
Osteotomie dann angezeigt ist, wenn eine Fehlstellung tatsächlich vor-
liege und der Patient Schmerzen angebe; den Röntgenbefund des Gelenkes erachten sie für nicht ausschlaggebend.

Aufgrund der klinischen und gutachtlichen Beobachtungen im UKM
besteht hier der Eindruck, daß durch orthopädisches Schuhwerk Fehlstellungen des Unterschenkels im allgemeinen nicht befriedigend ausgeglichen werden können, was vor allem für jüngere Menschen gilt. Selbstverständlich wird bei einem über 50 Jahre alten Menschen eine Stellungsosteotomie am tragfähigen Unterschenkel mit größerer Zurückhaltung
beurteilt werden, man wird hier auch eher das Hilfsmittel des orthopädischen Schuhes als Behelf gelten lassen.

Alle diese Überlegungen gelten naturgemäß aber nicht, wenn eine
Pseudarthrose, die ohnehin der Reosteosynthese bedarf, mit einer Fehlstellung vergesellschaftet ist. In einem solchen Fall wird stets die bestmögliche Stellung zu erzielen zu versuchen sein, um den größtmöglichen
funktionellen Nutzen erreichen zu können.

Eine hartnäckige, scheinbar durch keine Maßnahmen zu heilende
Pseudarthrose mag vereinzelt den Gedanken an eine Absetzung des
Unterschenkels aufkommen lassen, um die Belastbarkeit des Beines und
damit seinen funktionellen Gebrauch wieder herzustellen. Im vorliegenden Untersuchungsgut kommt ein derartiger Fall nicht vor! Das weist
darauf hin, daß die Reosteosynthese das Mittel der Wahl ist, und zwar
auch dort, wo schon einmal eine Reosteosynthese durchgeführt wurde,
und daß die Absetzung des nichtinfizierten Unterschenkels keine Therapie der Schienbeinpseudarthrose darstellt.

B. Allgemeines zur Operationstechnik

Ob zur Reosteosynthese am Schienbein die Marknagelung oder die Plattenverschraubung — die übrigen Verfahren haben nur mehr historisches Interessse — angewandt wird, hängt im Einzelfall von den gegebenen anatomischen Verhältnissen ab. So verbietet sich die Plattenosteosynthese dort bereits von selbst, wo die Weichteildeckung nicht ausreicht und wo gesicherte Hautverhältnisse nicht zuvor herbeigeführt werden können. Das Risiko einer Hautnekrose über der Osteosynthesestelle kann zwar nicht in jedem Falle ausgeschlossen, darf aber nicht bewußt eingegangen werden. Hier muß dem Marknagel der Vorzug gegeben werden. Ist der Unterschenkel auch nicht geeignet für eine Marknagelung, dann muß man auf die Fixation mit äußeren Spannern ausweichen.

Am Rande sei hier auf die Möglichkeit der Anwendung der Markraumsäge nach Küntscher hingewiesen. Sie eignet sich vor allem für die Beseitigung von Drehfehlern, im einen oder anderen Falle auch zur Beseitigung einer einfachen Achsenknickung. Das Untersuchungsgut des UKM zählt zwei solche Fälle, in denen eine unmittelbare Eröffnung der Osteotomiestelle wegen der Hautverhältnisse nicht in Frage kam; in beiden Fällen konnte die Behandlung erfolgreich abgeschlossen werden, beide Fälle gehören aber aus systematischen Gründen nicht zu dieser Untersuchung.

Die Operationstechnik bei der Reosteosynthese entspricht ansonsten der bei Pseudarthrosen üblichen Verfahrensweise. Der Zugang zur geschlossenen Marknagelung erfolgt — wie bei der Frakturnagelung — bei im rechten Winkel gebeugtem Kniegelenk in der Mittellinie unmittelbar über der proximalen Kante der Tuberositas tibiae; hält man sich nicht an diese Vorschrift, laufen Bohrer und Nagel später auf dem falschen Weg, so daß der Nagel nicht zentrisch im Knochen liegen kann und zumeist die Tibia-Hinterwand in der Schaftmitte gesprengt wird. Die Aufbohrung des Markkanales soll mit derjenigen Stärke beginnen, die dem entfernten Marknagel entspricht; lag vorher kein Marknagel, so wählt man das Kaliber, das zuvor im Röntgenbild gemessen worden ist. Bei der Enge des Unterschenkelmarkraumes ist die jeweils folgende Aufbohrung um nur je 0,5 mm stärker als die vorhergehende zu wählen, da sonst zu starke Reibung auftritt. Bei der Wahl der Nagellänge ist darauf zu achten, daß der Nagelkopf genügend tief versenkt werden kann, um eine Hautnekrose und eine Schädigung des Kniescheibenbandes zu vermeiden.

Muß eine offene Reosteosynthese vorgenommen werden, so bedient man sich, ebenso wie bei der Frakturversorgung, am besten eines geraden, lateral der Tibiakante verlaufenden Hautschnittes, der großzügig anzulegen ist, damit eine Hebeldruckschädigung der Haut auf jeden Fall vermieden wird. Die Spaltung des Periosts ist am oder über dem Knochen vorzunehmen, so daß die Fasciendeckung über der Muskulatur unbeschädigt bleibt. Das Periost darf nicht von den Weichteilen getrennt werden, sondern soll mit diesen gemeinsam vom Knochen abgehoben werden. Zusammenhangstrennungen des Knochens erfolgen zweckmäßig mit dem Meißel oder mit der oszillierenden Säge; die rotierende Säge ist wegen Erhitzung nicht zu empfehlen, während die Gigli-Säge zumeist

keine genaue Formung eines Knochenendes zuläßt. Jede offene Reosteosynthese soll mit der Einlage einer oder mehrerer Saugdrainagen abgeschlossen werden. Gelingt die spannungsfreie Hautnaht nicht, ist eine
Entlastung sofort vorzunehmen; das Risiko einer postoperativen Haut-
schädigung darf nicht eingegangen werden, da schon die minderdurch-
blutete Haut ein erhebliches Hindernis der Wiederherstellung bildet.

Gegen die Durchführung in Blutleere mit am Oberschenkel angelegter
pneumatischer Blutsperre bestehen keine Bedenken. Die Blutsperre kann
2 Stunden lang auch dort bestehen, wo Blutumlaufstörungen als Verletzungsfolge vorliegen; schädigende Nachwirkungen der Blutsperre bzw.
Blutleere haben wir weder bei Reosteosynthesen noch bei Pseudarthro-
sen- oder Frakturoperationen gesehen.

Ob bei der Reosteosynthese mit Plattenverschraubung eine zweite
Platte anzubringen ist, kann nur im Einzelfall entschieden werden. Im
allgemeinen ist dies nicht notwendig und es ist zu bedenken, daß zwei
Platten sich gegenseitig in ihrer Wirksamkeit durch Herbeiführung einer
Sperrwirkung beeinträchtigen können. Wird die Platte lang genug gewählt, so daß genügend Verankerungshaft in 2 Fragmenten geschaffen
werden kann, dann ist die Anbringung einer 2. Platte nicht erforderlich.
Handelt es sich um eine Stückbruchpseudarthrose, sind stabile Verhältnisse mit einer Platte leicht herzustellen, wenn eine Verschraubung der
einzelnen Bruchstücke gegeneinander zusätzlich durch Einzelschrauben
erfolgt; dieses Verfahren ist auch gegenüber den Weichteilen schonender.

Im vorliegenden Untersuchungsgut ist nur einmal (Fall T 36) eine
Doppelplattenosteosynthese vorgenommen worden. Dabei wurden medial
eine 10-Loch-Platte, lateral eine 7-Loch-Platte der Tibia angelegt, die
mediale Platte wurde als Druckplatte angewandt; Spongiosa wurde im
Pseudarthrosebereich eingelegt. Der Grund für die abweichende Behandlung war folgender: Bei dem Verletzten bestand Verlust des anderen
Unterschenkels, während der der Reosteosynthese unterzogene Unterschenkel zunächst mit 8-Loch-Platte versorgt worden, diese aber 6 Monate nach der Erstversorgung gebrochen war; dann folgte Ruhigstellung
im Gipsverband für 3 Monate; danach wegen Pseudarthrose Marknagelung mit 14 mm starkem AO-Nagel; da der Unterschenkel noch nicht
für belastungsfähig beurteilt wurde, wurde ein Stützapparat gegeben,
den der Verletzte aber nicht trug. Unter Varisation und Antekurvation
brach der Marknagel dicht unterhalb der Pseudarthroseebene. In diesem
Falle erfolgte die „Maximal-Osteosynthese", um einen erneuten Zwischen-
fall auszuschalten; außerdem wurde erneut der Stützapparat gegeben.
Knöcherne Ausheilung ist eingetreten (Abb. 34).

Bezüglich der Wadenbeinosteotomie ist folgendes zu beachten: Bei
X-Stellung der Tibia bewirkt die Aufrichtung der Tibia durch medial
(konvexe Seite) angelegte Druckplattenverschraubung eine Zuggurtungswirkung der Fibula, die therapeutischen Wert besitzt; die Osteotomie
wäre hier falsch.

Bei O-Stellung der Tibia kann die Aufrichtung derselben, sei es durch
Marknagelung, sei es durch lateral (konvexe Seite) angelegte Druckplattenverschraubung, zur Sperrwirkung durch die nun zu lange Fibula

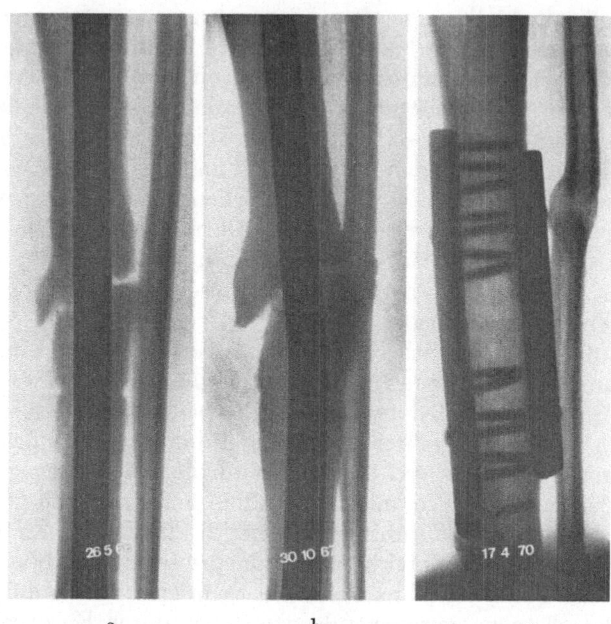

a   b   c

Abb. 34. (23215/T 36). a Schwach hypertrophische Pseudarthrose der Tibiaschaft-
mitte nach früherer Versorgung mit 8-Loch-Platte, dann Versorgung mit 14 mm
starkem AO-Nagel, der zu diesem Zeitpunkt 4 Monate liegt. Es besteht gleichzeitig
Verlust des anderen Unterschenkels. Zeitweilige Versorgung mit Stützapparat;
b Eigenmächtige Ablegung des Stützapparates führt bei Fehlbelastung und mangelnder Heilungsneigung zum Bruch des Nagels (2 Querfinger unterhalb der Ebene der
Pseudarthrose); c Reosteosynthese mit 10-Loch-Platte medial als Druckplatte,
8-Loch-Platte lateral, Spongiosaeinpflanzung, Fibularesektion. Sehr zögernder
Durchbau, der jedoch innerhalb von $2\frac{1}{4}$ Jahren abgeschlossen wird. Vollbelastbarkeit bei prothetischer Versorgung des anderen Beines

kommen, so daß die Einrichtung nicht gelingt. In diesem Fall muß eine
Resektion der Fibula vorgenommen werden (s. Abb. 14, S. 33).

C. Angewandte Reosteosynthese-Verfahren und ihre Ergebnisse
(Tabelle 6 s. Anlage)

1. Reosteosynthesen mit dünnem Marknagel (4 Fälle, T 1—4). Bis auf
einen Fall (T 3) verlief die Vorbehandlung in mehreren Abschnitten, so
daß der Marknagelung mit Gipsverbandbehandlung Extension und Gipsverbandbehandlung voraufgingen. In einem Falle ist schon eine Vor-
Reosteosynthese mit Neunagelung + Kieler Span durchgeführt worden.
Die endgültigen Reosteosynthesen wurden mit Marknägeln von 8, 9 und
11 mm Stärke durchgeführt. In einem Fall trat keine Knochenheilung
ein, so daß ein Stützapparat gegeben werden mußte; aber auch in zwei
weiteren Fällen war die Absicherung über den Stützapparat erforderlich.
Während die Kniegelenksbeweglichkeit sehr gut oder gut wiederhergestellt werden konnte, verblieben wesentliche Schäden im Bereiche der

Fußgelenke. Das Ergebnis der beruflichen Rehabilitation ist minder: in 3 Fällen mußte Umschulung erfolgen.

2. Reosteosynthesen mit dünnem Marknagel + Phemister-Span (9 Fälle, T 5—13). In sämtlichen Fällen ist die Reosteosynthese mit Marknagel vorgenommen worden, der Rush-Pin wurde nicht angewandt. Den endgültigen Reosteosynthesen sind — bis auf einen Fall (T 12) — mehrere Vorbehandlungen vorausgegangen, dabei in 2 Fällen zwei Marknagelungen, in einem Fall vier Marknagelungen, davon 3 mit gleichzeitiger Phemister-Span-Anpflanzung. In einem Fall gingen nach Extensions- und Gipsverbandbehandlung Becksche Bohrung und Versorgung mit Lanescher Platte voraus.

Auffällig ist die Zahl der Nagelbrüche in dieser Gruppe: In 4 Fällen sind Nagelbrüche anzutreffen, wobei nur im Falle T 5 die zur Stellungsverbesserung durchgeführte Nagelbiegung als Ursache angesehen werden mag. — Zur Reosteosynthese wurden Marknägel mit den Stärken 6, 7, 7½ und 9 mm angewandt; in 2 Fällen wurden Spreiznägel benutzt. — Die zweifellos ungünstigen Vorbedingungen werden einerseits dadurch gekennzeichnet, daß es sich in 5 Fällen um ursprünglich offene Brüche handelte, andererseits durch die Tatsache, daß von 9 Verletzten 7 noch nicht wieder hatten arbeiten können.

In keinem Fall wurde das Prinzip der stabilen Osteosynthese erfüllt. Infolgedessen wurden sehr erhebliche Ausheilungszeiten und z.T. absichernde Hilfen im Stützapparat benötigt. Die voraufgegangenen unstabilen Osteosynthesen zeigen die Problematik dieser Versorgungsart: bleibende funktionelle Schäden sind in Anbetracht der langdauernden Ruhigstellung nicht auszuschließen, wobei neben den zumeist hinreichend wiederherstellbaren Knie- und Sprunggelenksfunktionen die funktionellen Schäden sich hauptsächlich an der distalen Fußwurzel und in den Vorfußgelenken auszuwirken pflegen. — Die 4 Nagelbruchfälle sowie der Schraubenbruchfall lassen nichts erkennen, was auf irgendwelche Nachteile für die Reosteosynthese bzw. zweiten Reosteosynthesen hinweisen würde. Die histologischen Befunde, soweit sie vorliegen, sagen über eine besondere Gewebeschädigung nichts aus.

Die Wirksamkeit des Phemister-Spanes darf in sämtlichen Fällen nicht dahingehend verkannt werden, daß seine Anwesenheit der entscheidende Faktor zur knöchernen Heilung gewesen sei. Dagegen sprechen schon die Fälle, bei denen eine zweite Reosteosynthese erforderlich war. Die entscheidende Wirkung für den knöchernen Durchbau kann in allen Fällen nur der langdauernden Ruhigstellung im Gipsverband bzw. Schienenhülsenapparat zugemessen werden. Unter deren Schutz ist allerdings die Anregung der regeneratorischen Kräfte des Knochens sichtbar erfolgt.

Die durchgeführten Operationsverfahren dürften als überholt anzusehen sein. In sämtlichen Fällen hätte die Verwendung eines dicken, markraumschlüssigen Marknagels zur knöchernen Heilung führen können und erfahrungsgemäß bessere funktionelle Ergebnisse gezeitigt. Die Bedeutung der Beobachtung liegt darin, daß sämtliche 9 Fälle trotz mangelnder Nagelstärke bei behelfsmäßiger Ruhigstellung doch ausheilten, so daß das hier noch nicht in Vollendung angewandte Nagelungsverfahren wenigstens teilweise seine Bestätigung findet.

Als weiteres wichtiges Ergebnis ist zu vermerken, daß sich postoperative Infektionen in keinem Fall eingestellt haben, auch nicht in denjenigen Fällen, in denen es sich ursprünglich um offene Frakturen gehandelt, und auch nicht in den Fällen, in denen ein Nagelbruch vorgelegen hatte. Die Ausgangsverhältnisse und die Verlaufsverhältnisse sind durchwegs als ungünstig anzusehen. Wenn trotzdem keine Infektion eintrat, so spricht dies für die Operabilität der Pseudarthrosen auch bei Implantatwechsel und vornehmlich bei durch den Implantatbruch erzwungenem Wechsel. Auch die postoperativen Verhältnisse waren bezüglich der Verhinderung einer Infektion als wesentlich ungünstiger zu beurteilen als etwa die Bedingungen nach Versorgung mit dickem Marknagel oder mit stabiler Plattenosteosynthese.

3. Reosteosynthesen mit dünnem Marknagel + Fremdspananlagerung (2 Fälle, T 14—15). Im einen Fall (T 14) konnte durch die Reosteosynthese verhältnismäßig rasch ein gutes Ergebnis der Pseudarthrosenheilung und ein gutes funktionelles Ergebnis erzielt werden. Ursächlich hierfür war jedoch, daß es sich um eine querverlaufende Pseudarthrose mit besten Stellungsverhältnissen handelte. Eine Versorgung allein mit dickem Marknagel würde ein mindestens ebenso gutes Ergebnis erzielt haben.

Im anderen Fall (T 15) war das Ergebnis völlig unbefriedigend. Die mit Hilfe der Anlagerung von zwei Kieler Spänen durchgeführte Reosteosynthese mittels Spreiznagel führte nicht zur Ausheilung. — Die Ausheilung erfolgte dann nach erneuter Reosteosynthese mit Herzog-Nagel und Gipsverband sowie Stützapparat; bemerkenswert ist, daß aufgrund dieser Behandlung die Knochenenden noch eine gute regenerative Aktivität entwickelten (s. Abb. 4, S. 9).

4. Reosteosynthesen mit geschlossener Marknagelung nach Aufbohrung nach Küntscher (15 Fälle, T 16—30). Von 15 Fällen entfallen 10 auf Vorosteosynthesen mit dünnem Marknagel (a), 5 auf andere Vorosteosynthesen (b) (1 Drahtumschlingung, 1 Marknagelung mit Drahtumschlingung + Kieler Span, 1 Bündelnagelung, 2 Rush-Pinnungen). — In der Gruppe a) waren 8 von 10 Frakturen ursprünglich offen gewesen, in der Gruppe b) von 5 Frakturen 3.

In den meisten Fällen betrug die Marknagelstärke bei den Vorosteosynthesen 5 bis höchstens 7,5 mm, nur in den Fällen 19 und 23 8 bzw. 9 mm. — Zur Reosteosynthese wurden Marknägel in den Stärken 9—15 mm verwandt (2 × 9; 1 × 10; 4 × 11; 5 × 12; 1 × 13; 1 × 14; 1 × 15 mm).

In allen Fällen fand nach Aufbohrung und Versorgung mit dickem Marknagel, sämtlich im geschlossenen Verfahren durchgeführt, knöcherne Ausheilung verhältnismäßig rasch statt, so daß schon binnen kurzem volle Belastungsmöglichkeit hergestellt war. Das Heilverfahren konnte innerhalb von 2—4 Monaten, in einigen Fällen noch früher, abgeschlossen werden. Wo längere Dauer notwendig war, wurde sie entweder durch Nebenverletzungen oder durch besonders starke Ausprägung der Schäden an Muskeln und Gelenken bedingt. — Nur in einem Fall (24) war die

Reosteosynthese mit dickem Marknagel nicht erfolgreich, so daß sie
wiederholt werden mußte. Als Ursache für die Nichtheilung ist die ungenügende Beseitigung der Fehlstellung (Valgusstellung, Rekurvation) anzusehen. Die Marknagelstärke dürfte an sich ausreichend gewesen sein;
denn bei der zweiten Reosteosynthese wurde der 11 mm starke Nagel
gegen einen nur 12 mm starken ausgetauscht, so daß kaum anzunehmen
ist, daß die Ursache für die Nichtheilung auf mangelnder Nagelstärke
beruhte (Abb. 35).

Ruhigstellung im Gipsverband ist in keinem Falle dieser Gruppe vorgenommen worden; vielmehr wurde nach Abschluß der Wundheilung
Übungsbehandlung eingeleitet und frühzeitig mit der Belastung des verletzten Beines im Tauchbad, Gehbad und schließlich auf festem Boden
begonnen. Die frühzeitig einsetzende Übungsstabilität und die baldige
Belastbarkeit dienten auch der Wiederherstellung der übrigen Beinfunk-
tionen zur Erholung der Muskulatur und Besserung der Gelenkbeweglichkeiten. Ausfälle der Kniegelenksbeweglichkeit lagen nur in begrenztem
Umfange vor, wie sich auch aus der Tabelle 6 ergibt. Dagegen sind die

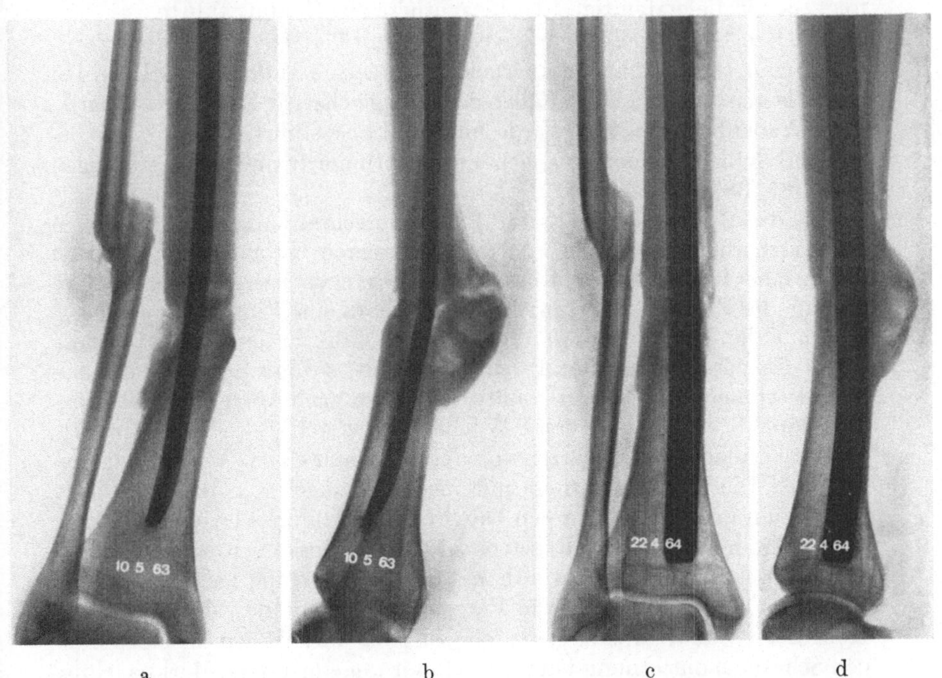

a   b   c   d

Abb. 35. (17755/T 24). a und b Stark hypertrophische Tibiaschaftpseudarthrose in
Fehlstellung nach offenem Biegungsbruch, Nagelbruch in Höhe der Pseudarthrose,
20 Wochen nach Unfall und Versorgung; c und d Reosteosynthese mit 11 mm starkem Marknagel, offen durchgeführt, bewirkt bei mangelhafter Stellungskorrektur
keine knöcherne Ausheilung; diese erfolgt erst nach zweiter Reosteosynthese mit
12 mm starkem Marknagel und wird bereits innerhalb von 6 Monaten erreicht
(diese Bilder)

Ergebnisse der Wiederherstellung der Sprunggelenksbeweglichkeit durchwegs minderer.

Nachteilige Wirkungen der Vorosteosynthesen auf die Reosteosynthese
haben sich in der Gruppe 4 weder nach den Vorbehandlungen zu a) noch
zu b) herausgestellt.

Die berufliche Wiedereingliederung der 14 Verletzten (die Fälle 24 und
25 stellen ein- und denselben Patienten dar, der an beiden Unterschenkeln
verletzt war), gelang unter Wiedereingliederung am alten Arbeitsplatz in
9 Fällen, an einem neuen Arbeitsplatz in 4 Fällen; ein Patient ließ sich
altershalber invalidisieren. — Die erreichten Grade der MdE, soweit sie
nicht durch Nebenverletzungen wesentlich beeinflußt werden, beruhen
hauptsächlich auf den funktionellen Folgen, dargestellt vorwiegend durch
Muskelatrophie und Beweglichkeitsstörungen des Sprunggelenkes.

5. Reosteosynthesen mit Plattenverschraubungen (9 Fälle, T 31—39).
Die im einzelnen aus der Tabelle ersichtlichen Ausgangsbedingungen sind
untereinander sehr verschiedenartig: 3mal kommen mehrfache Drahtumschlingungen vor, 2mal Versorgungen mit dünnem Marknagel, 1mal
Rush-Pinnung, 2mal Einzelverschraubung; in einem Fall (T 36) ist nach
einer Plattenosteosynthese eine Versorgung mit dickem Marknagel ge-
folgt, bevor die endgültige Reosteosynthese zur Heilung führte.

Die Reosteosynthesen wurden sämtlich mit Plattenverschraubung vorgenommen, davon 3mal mit Druckplattenverschraubung. 1mal wurden
zwei Platten angelegt. In 4 Fällen erfolgte gleichzeitig Spongiosa-Plastik.
Eine Wadenbeinresektion wurde nur 1mal ausgeführt.

In 3 Fällen handelte es sich um ursprünglich offene Verletzungen
(T 36, 37, 38).

Da die Reosteosynthese mit Plattenverschraubung in allen Fällen
zur knöchernen Ausheilung führte, interessieren besonders die Fälle, in
denen eine Plattenosteosynthese voraufgegangen ist, dabei handelt es
sich um die Fälle T 35, 36 und 39. Sie erfordern eine Einzelbesprechung:

Im Falle T 35 schien 10 Wochen nach Fraktur und Osteosynthese
mit 5 Einzelschrauben der Bruch ausgeheilt, so daß die Patientin zunächst schmerzfrei belasten konnte, 4 Wochen nach Ablage des Gehapparates knickte sie ein, aber erst 8 Wochen später stellte sie sich wegen fort-
gesetzt bestehender Schmerzen vor. Jetzt bestand eine O-Verbiegung von
fast 20°! Die Reosteosynthese mit medial(!) angelegter 10-Loch-Platte
führte zum raschen knöchernen Durchbau, so daß die Plattenentfernung
bereits 9 Monate nach der Reosteosynthese vorgenommen werden konnte
(Abb 36). — Eine Reosteosynthese mit Marknagelung kam bei den gegebenen Verhältnissen nicht in Frage, da die Weite des Markraumes in
Höhe der Pseudarthrosestelle bereits zu groß war. Wegen der notwendigen Schraubenentfernung hätte es sich nur um eine offene Marknagelung
handeln können.

Im Falle T 36 hatte es sich um einen offenen Trümmerbruch des
linken Unterschenkels bei gleichzeitigem offenem Trümmerbruch des
rechten Unterschenkels mit nachfolgender Amputation wegen Wundinfektion gehandelt. Erstversorgung des linken Unterschenkels mit 8-
Loch-Platte, die 6 Monate nach Erstversorgung brach, dann Entfernung

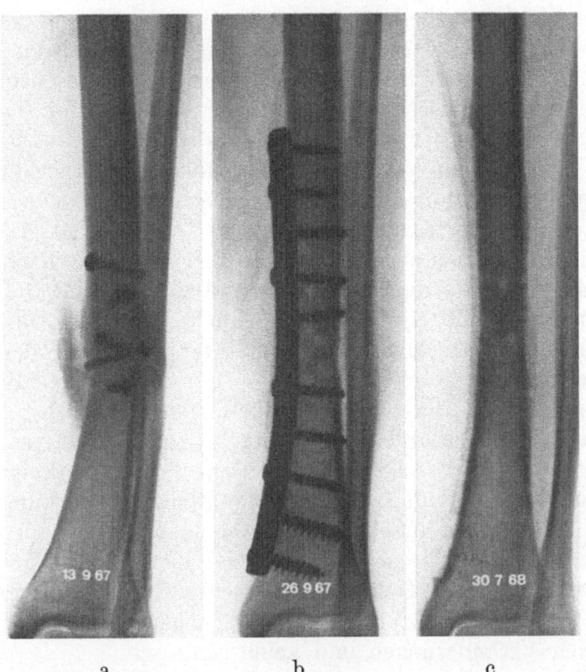

a b c

Abb. 36. (24986/T 35). a Die 3 Monate alte Minimalosteosynthese erscheint bereits fest, jedoch tritt nach Ablage des Gehapparates eine Knickung mit starker periostaler Reaktion ein; b Reosteosynthese mit medial angelegter 10-Loch-Druckplatte. Das Zuggurtungsprinzip wurde hier nicht angewandt, es konnte wegen der günstigen Form- und Biopotenzbedingungen unberücksichtigt bleiben; c Zustand 1 Jahr nach Reosteosynthese, unmittelbar nach Plattenentfernung

und Ruhigstellung im Gipsverband für 3 Monate, danach Marknagelung mit 14 mm starkem Nagel. Versorgung mit Stützapparat, der jedoch unerlaubterweise vom Patienten wieder abgelegt wurde. Infolgedessen kam es zum Marknagelbruch. Aus den oben schon dargelegten Gründen erfolgte eine Doppelplattenversorgung mit gleichzeitiger Spongiosaplastik (s. Abb. 34, S. 100).

Im Fall T 39 liegen die Verhältnisse ähnlich wie beim Fall T 35. Die Erstosteosynthese konnte wegen bereits ungünstiger Hautverhältnisse nur durch 5fache Verschraubung erfolgen. Die unerlaubte vorzeitige Ablage des Gehapparates führte zur Varisation und Antekurvation bei Lockerung des Bruchspaltes und der Schrauben. Reosteosynthese mit 10-Loch-Platte, die nur mit 5 Schrauben befestigt wurde. Spongiosaeinpflanzung. Knöcherne Durchbauung kam nur sehr zögernd in Gang, war 1/2 Jahr nach der Reosteosynthese noch nicht abgeschlossen, Plattenentfernung 11 Monate nach der Reosteosynthese wegen Verdacht auf mangelhafte Strukturbildung und Tragfähigkeit der ehemaligen Bruchstelle; Weiterbehandlung im Gipsverband über 8 Monate, dann war die freie Belastbarkeit wieder hergestellt.

Des weiteren sind wegen besonderer Verhältnisse die Fälle T 33 und 34 gesondert zu besprechen:

Im Fall T 33 war der Reosteosynthese eine 6fache Drahtumschlingung mit örtlicher Spanverschiebung vorausgegangen. Die Reosteosynthese erfolgte bei der atrophischen Pseudarthrose, während des ausgeprägten Bestehens der Zeichen der Sudeckschen Dystrophie, mit medial angelegter 8-Loch-Druckplatte. Wegen narbig veränderter Hautverhältnisse und ungünstiger Durchblutungsverhältnisse an der Gliedmaße wurde schon 4½ Monate nach der Reosteosynthese das Osteosynthesematerial entfernt. Das Schienbein erschien zu dieser Zeit fest. 1½ Monate nach der Plattenentfernung rutschte der Patient aus und zog sich eine Refraktur zu, die nach 6monatiger Ruhigstellung im Gipsverband fest wurde, jedoch noch weitere 11 Monate Absicherung im Stützapparat erforderte. Stationäre Behandlung insgesamt 17 Monate. — Der Fehler in der Behandlung erfolgte hier nicht bei der Reosteosynthese, sondern bei der vorzeitigen Plattenentfernung. Dadurch ist ein zunächst gutes Wiederherstellungsergebnis wesentlich verschlechtert worden. — Der voraufgegangenen 6fachen Drahtumschlingung kann eine nachteilige Mitwirkung nicht zugesprochen werden; die histologische Untersuchung (Prof. Dr. Büngeler, 10560/64) ergab darauf keine Hinweise; sie zeigte faserreiches Bindegewebe mit z.T. reichlich Gefäßen und wenig Rundzellinfiltraten, eine deutliche Porosierung des umgebenden Knochengewebes, jedoch keine entzündlichen Veränderungen und keine Nekrosen.

Der Fall T 34, bei dem es sich um einen Patienten mit Vielfachverletzungen handelte, ist der einzige, bei dem es zu einer Spätinfektion gekommen ist. Die Erstosteosynthese mit dünnem Marknagel war 6 Wochen nach Entstehung des geschlossenen Biegungsbruches mit großem Biegungskeil vorgenommen worden. Die Reosteosynthese erfolgte 24 Wochen nach dem Unfall, also 18 Wochen nach der Erstosteosynthese. Beendigung der stationären Behandlung 8 Monate nach Aufnahme, zu diesem Zeitpunkt erschien der Unterschenkel knöchern durchgebaut, die Kalksalzbindung in den abliegenden Teilen war gebessert. Unter zunehmender Belastung trat etwa 4 Wochen nach der Entlassung eine Fistel an der Vorderseite des Unterschenkels auf. Daher bereits 10½ Monate nach Reosteosynthese Plattenentfernung. Dabei stellte sich heraus, daß die im Entzündungsbereich liegende Schraube locker saß, während sonst entzündliche Reaktionen im ehemaligen Bruchbereich nicht erkennbar waren. 5 Wochen nach Plattenentfernung Entlassung in auswärtige ambulante Behandlung. — 7 Wochen später trat unter Rötung und Schmerzbildung eine Refraktur in der alten Bruchlinie ein, zu einer Fistelbildung kam es jedoch nicht mehr. Unter Gipsverbandbehandlung erfolgte langsam knöcherner Durchbau (Abb. 37). — Es handelt sich im vorliegenden Fall nicht um eine operativ gesetzte Wundinfektion; die erst 10 Monate nach der Reosteosynthese aufgetretene Entzündung und Fistelbildung kann nicht als solche angesprochen werden, sondern ist als Fremdkörperreaktion zu werten. Mehrfache Wundabstriche ergaben keine bakterielle Besiedelung.

In einem weiteren Fall (T 38) ist 2½ Monate nach Reosteosynthese

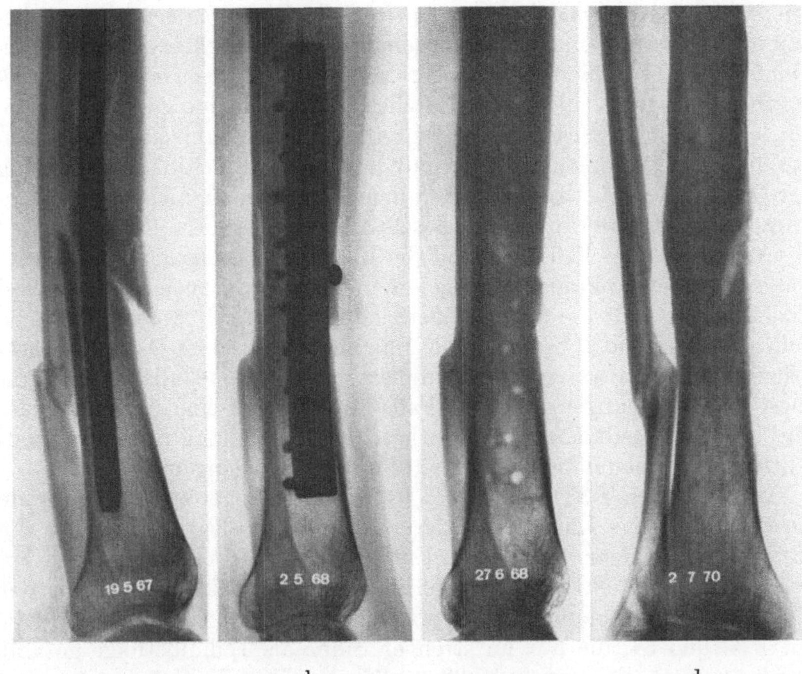

a   b   c   d

Abb. 37. (25201/T34). a Beginnende atrophische Tibiaschaftpseudarthrose mit Rekurvation bei nicht markwandschlüssigem, zu kurzem Marknagel; Biegungsfragment wird nach ventral herausgedrückt; die ventrale Fragmentspitze ist nekrotisch (klinischer Befund), Zustand 17 Wochen nach Unfall und Versorgung, zahlreiche Nebenverletzungen; b Reosteosynthese durch Plattenverschraubung + Einzelverschraubung des Biegungskeiles, hier Zustand 1 Jahr nach Reosteosynthese; c Zustand knapp 3 Monate nach Plattenentfernung, die 11 Monate nach Reosteosynthese erfolgt war. Die Plattenentfernung mußte wegen wiederholter Reizzustände vorzeitig erfolgen. Weiterhin mehrmonatige Ruhigstellung im Gipsverband; d Ausheilungszustand 2 Jahre später ($2\frac{1}{4}$ Jahre nach Plattenentfernung), nachdem auch noch eine Sequestrotomie (Höhle noch sichtbar) durchgeführt worden ist; danach
reizfreier Zustand bei Vollbelastung

eine entzündliche Schwellung über der 8-Loch-Platte aufgetreten. Es hatte sich um einen offenen Biegungsbruch mit sekundärer Wundheilung gehandelt. Nach trockener Wundbehandlung Abklingen der Entzündung innerhalb von 2 Wochen.

Eine Sekundärheilung ist im Falle T 32 aufgrund einer Hautnekrose über der Platte eingetreten. Unter Spülbehandlung heilte der Hautdefekt per granulationem. Innerhalb 3 Monaten trat bindend knöcherner Durchbau ein. Die Plattenentfernung erfolgte schon nach 4 Monaten. Bei der Plattenentfernung wurde eine Hautlappenverschiebung vorgenommen.

Als grundsätzliche allgemeine Erfahrung ergibt sich aus den Fällen T 31—39, daß auch das Schienbein als ein bekanntermaßen Heilungsschwierigkeiten bereitender Knochen zur mehrfachen Osteosynthese geeignet ist, ohne daß nach wiederholten operativen Beanspruchungen des

Knochens und seines Weichteilmantels eine kennzeichnende Belastung mit Fehlschlägen zu beobachten gewesen ist. Die vorstehend besprochenen Zwischenfälle sind Einzelvorkommnisse, die nicht methodisch bedingt sind. Der Mißerfolg einer Erstosteosynthese oder einer Reosteosynthese zwingt also nicht grundsätzlich zu der Ablehnung jedes weiteren wiederherstellungschirurgischen Eingriffes. Ferner kann auch hier wieder die Lehre gewonnen werden, daß die Unmöglichkeit der Fortsetzung der Osteosynthesebehandlung nach dem einen Prinzip nicht die Anwendung des anderen Prinzips ausschließt.

Abgesehen von Fall T 33 sind die Endergebnisse bezüglich der anatomischen und funktionellen Wiederherstellung gut, auch wenn im Fall T 34 erst sehr spät die volle Wiederherstellung erreicht wurde. In sämtlichen Fällen handelt es sich auch um einen Wechsel im Osteosyntheseprinzip; zum Teil waren extramedulläre, z.T. intramedulläre Osteosynthesen voraufgegangen. In einem Fall (36) sind sogar eine extramedulläre und eine intramedulläre Osteosynthese der zur Heilung führenden endgültigen extramedullären Osteosynthese voraufgegangen.

In den Fällen T 33 und 34 sind Refrakturen eingetreten; die Gründe für die frühzeitige Implantatentfernung sind dargelegt. Sofern sich die Notwendigkeit einer frühzeitigen Entfernung der Implantate ergibt, ein belastungsstabiler Strukturverband aber noch fehlt, ist Fortsetzung der Abstützung mit anderen Mitteln notwendig. Im übrigen stehen den Fällen T 33 und 34, die nur im strengen Sinne als Teilmißerfolge gezählt werden müssen, Fälle wie T 31, 32, 36, 38 gegenüber, die trotz ungünstiger Vorbefunde zu guten Endergebnissen gelangten.

Zur Frage der Plattenentfernung nach Reosteosynthese: Das Röntgenbild täuscht öfters eine Festigkeit vor, die noch nicht gegeben ist. Ob der strukturelle Verbund bereits belastbar ist, läßt sich am Röntgenbild nicht immer genau ablesen. Zweckmäßig ist, statt der Röntgenaufnahme in nur 2 Richtungen solche in 4 Richtungen zu fertigen. Nach der jetzigen klinischen Erfahrung soll eine Reosteosynthese-Verplattung 1½ bis 2 Jahre liegen bleiben. Dann kann damit gerechnet werden, daß die knöcherne Verbindung eingetreten ist. Als Indikator kann auch das Verhalten der Schraubenlager angesehen werden. Fehlen Resorptionserscheinungen im Schraubenlager, kann damit gerechnet werden, daß die knöcherne Heilung fortschreitet. Lockerung der Schrauben macht sich durch Ausbildung von Resorptionshöfen bemerkbar und deutet auf nicht stabile Verhältnisse hin; da die Osteosynthese in solchen Fällen häufig nicht mehr genügend Stabilität verleiht, ist rechtzeitig auf eine anderweitige Ruhigstellung überzugehen.

Die Reosteosynthesen wurden in den vorliegenden Fällen mehr als 18 Monate nach ihrer Einsetzung entfernt. Lediglich Fall T 35 macht eine Ausnahme, hier erfolgte die Entfernung nach 9 Monaten. Die Entfernung in den Fällen T 32, 33 und 34 kann nicht als maßgebend angesehen werden (siehe oben).

Die eigentliche technische Reosteosynthese des Unterschenkels kann nur als Teil der Therapie angesehen werden. Wegen der nachbarschaftlichen Beteiligung des Knie- und des Sprunggelenkes sowie der übrigen

Fußgelenke, aber auch wegen der Besonderheit der Durchblutungsverhältnisse an der Peripherie ist es unbedingt erforderlich, sogleich nach Herstellung der funktionsstabilen Osteosynthese die funktionelle Weiterbehandlung aufzunehmen. Hierzu bietet sich am Unterschenkel der Gehapparat nach Röck an. Seine Wirksamkeit beruht — im Gegensatz zur Funktionsweise eines Stützapparates — auf der völligen statischen Entlastung des Unterschenkelschaftes und der Nachahmung der funktionellen Inanspruchnahme des Unterschenkels und auch des Fußes. So werden Gelenke und Muskeln der physiologischen Beanspruchung wieder zugeführt, ohne daß der Knochen etwas von dieser Belastung „erfährt". Diese Art der Inanspruchnahme ist von grundsätzlich anderer Natur als die Entlastung des Unterschenkels etwa durch Krückengang.

D. Fehler bei Reosteosynthesen

Versorgungen mit dünnem Marknagel sowie jegliche Kombination des dünnen Marknagels mit äußerer Ruhigstellung, mit Eigen- und Fremdknochenspänen sind nicht mehr als geeignete Verfahren anzusehen. Auf ihre weitere Besprechung wird verzichtet.

Als brauchbare Verfahren für die Reosteosynthese des Schienbeines haben sich die Versorgung mit dickem Marknagel nach vorangegangener Aufbohrung des Markraumes sowie die Plattenverschraubung mit und ohne gleichzeitige Spongiosaplastik erwiesen.

In der Gruppe 4, die die Versorgung mit geschlossener Marknagelung nach Aufbohrung betrifft, ist als einziger nachweisbarer Fehler die Nichtbeseitigung der Fehlstellung bei Fall T 24 nachzuweisen, so daß die Marknagelung nicht zum Erfolg führte und daher wiederholt werden mußte. Daß dieser Fehler bei Marknagelungen nicht ganz selten vorkommt, wissen wir aus unseren sonstigen Erfahrungen bei der Versorgung von Schienbeinpseudarthrosen. Ein möglicher Fehler, der häufig zu beobachten ist, hier aber nicht vorkommt, ist die falsche Wahl der Nageleinschlagstelle. Wird der notwendigerweise von der Vorderseite her einzuführende, jedoch starre und nur am oberen Ende leicht geknickte Marknagel nicht oberhalb, sondern durch die oder unterhalb der Tuberositas tibiae eingeführt, so kann der Nagel seinen Weg nicht finden, selbst dann nicht, wenn die Aufbohrung den richtigen Weg gegangen war. Es muß dann zur Sprengung des Knochenrohres kommen, wobei entweder die Vorderwand des proximalen Drittels oder die Hinterwand des mittleren Schaftdrittels herausgebrochen wird.

Als weiterer möglicher Fehler der Marknagelung, zumal bei geschlossenem Vorgehen, ist die Belassung oder Herbeiführung einer Drehfehlstellung zu beachten.

Auf die weiteren möglichen Fehler bei der Marknagelung des Schienbeines braucht hier nicht eingegangen zu werden, da diese literaturbekannt sind (z.B. Nagelwanderung, Eindringen des Nagels in ein Gelenk, Weichteilverletzung durch neben dem Knochen laufenden Führungsspieß, Bohrer oder Nagel, insbesondere Verletzung der A. tibialis ant. mit Aneurysmabildung (zit. nach Küntscher). Dagegen sind die Fehlermöglichkeiten bei der extramedullären Plattenverschraubung größer. Tatsächlich sind auch Fehler vorgekommen, auf die schon bei der Besprechung der Fälle der Gruppe 5 eingegangen worden ist. Insbesondere handelt es sich um den Fehler der zu frühen Implantatentfernung.

Zu den möglichen Fehlern rechnen wir die Wahl einer zu kurzen Platte, die mindestens mit 3, besser jedoch mit 4 Schrauben in jedem Fragment verankert werden muß, die Wahl der falschen Anlagerung der Platte (stets die konvexe Seite benutzen und die Platte als Kompressionsverschraubung ausbilden!). Nicht als Fehler, doch als unzweckmäßig ist die Wadenbeinosteotomie oder -resektion bei in X-Stellung befindlichen Pseudarthrosen anzusehen.

Das Belassen einer Achsen- oder Drehfehlstellung bei der Osteosynthese, vor allem aber bei der Reosteosynthese ist grundsätzlich als Fehler anzusehen. Denn der Sinn der Reosteosynthese wird verkannt, wenn diese heilungs- und funktionsfeindlichen Bedingungen nicht ausgeschaltet werden.

Fehlerhaft ist auch die zu frühzeitige Belastung des Unterschenkels. Im vorliegenden Untersuchungsgut hat sie bei Reosteosynthese keine Rolle gespielt.

Die vorgekommenen Unverträglichkeitserscheinungen sind nicht in die Fehlerliste einzusetzen; hier handelt es sich um Reaktionen, deren Eintritt nicht voraussehbar ist. In diesem Zusammenhang muß jedoch auf folgendes aufmerksam gemacht werden: Die bei der Reosteosynthese womöglich erkennbare vollständige oder weitgehende Ausschaltung eines Knochenbezirks aus der Ernährung — man kann dies aufgrund der gelbweißlichen Färbung und der Eburnisation eines Knochenabschnittes beurteilen — soll Veranlassung geben, diesen Knochenabschnitt zu resezieren und stattdessen eine Spongiosaanpflanzung vorzunehmen. Diese Knochenabschnitte neigen nämlich zur Sequestration und können auch Zentrum einer Unverträglichkeitserscheinung oder einer blanden Entzündung werden. Auch als Nährboden für eine infektiöse Entzündung erscheinen sie besonders geeignet. Der Fall T 34 ist hierfür beispielhaft.

Fehlerhaft ist es auch, den Wundverschluß über einer Osteosynthese unter allen Umständen zu erzwingen. Sofern die Hautdeckung zu knapp ist, muß beim Wundverschluß eine Entlastung vorgenommen und im Entlastungsbereich eine freie Hauttransplantation durchgeführt werden.

E. Zusammenfassung
(unter Einschluß der medizinischen und sozialen Rehabilitation)

Sämtliche 39 Reosteosynthese-Fälle betreffen Pseudarthrosen, nämlich 19 atrophische und 18 hypertrophische Pseudarthrosen, ferner eine Defektpseudarthrose. In einem Fall handelte es sich um eine Refraktur bei hochgradiger Knochenatrophie mit Verdacht, daß hier ebenfalls eine atrophische Pseudarthrose gegeben war. Mindestens in 19 Fällen lag auch eine wesentliche Fehlstellung in einer oder mehreren Richtungen oder zugleich mit einer Drehfehlstellung vor. Eine Reosteosynthese lediglich zum Zwecke der Stellungskorrektur bei schon verheiltem Knochen befindet sich in diesem Untersuchungsgut jedoch nicht. In 23 Fällen war die Ursprungsverletzung ein offener Unterschenkelbruch gewesen, so daß nur 16 Fälle ohne diese besonders schwerwiegende Weichteilverletzung geblieben waren.

Mehrere Reosteosynthesen sind in 8 Fällen vorgenommen worden. Der Wechsel vom extramedullären zum intramedullären Implantat erfolgte einmal, der umgekehrte Übergang vom Nagel zur Plattenverschraubung wurde 2mal vorgenommen. Über die Dauer der Vorbehandlungszeiten, die sehr unterschiedlich sind, gibt die Tabelle 6 Auskunft. Diese Zahlen werden auch durch das teilweise Vorhandensein von Nebenverletzungen beeinflußt; mit wesentlichen Nebenverletzungen belastet waren 14 Patienten.

In 15 Fällen (1—15) wurde die Reosteosynthese allein mit dünnem Marknagel oder in Verbindung mit Phemister-Span (5—13) oder Kieler Span (14—15) vorgenommen; die Nagelstärken betrugen je einmal 6 und 7 mm, 5mal 7,5 mm, 2mal 8 mm, 5mal 9 mm, 1mal 11 mm. — In 15 Fällen wurde die geschlossene Marknagelung nach vorheriger Aufbohrung durchgeführt (16—30), dabei wurden folgende Marknagelstärken benutzt: 2mal 9 mm, 1mal 10 mm, 5mal 11 mm, 4mal 12 mm, je einmal 13, 14, 15 mm; hauptsächlich wurden also die Nagelstärken 11 und 12 mm verwandt. Diese 15 mit dickem Marknagel und Aufbohrung behandelten Pseudarthrosen zeigen sämtlich sehr gute Endergebnisse bei störungsfreiem Heilverlauf. Das Gesamtergebnis der in der Fallgruppe 4 untersuchten Fälle T 16—30 zeigt, daß die Versorgung mit dickem Marknagel nach entsprechender Aufbohrung — gemäß den Vorschriften von Küntscher — als Methode der Wahl zu gelten hat. Es kann trotz der beschränkten Anzahl der Fälle davon ausgegangen werden, daß die Marknagelstärke von 11 oder 12 mm im allgemeinen ausreichend ist, geringere Nagelstärken nur in Ausnahmefällen genügend, größere Weiten in den in Frage kommenden Fällen nötig sind. Das Prinzip, eine großflächige Verklemmung zwischen Markhöhlenwand und Marknagel herbeizuführen, ist der grundsätzliche und beherrschende Lehrsatz der Reosteosynthese mit Marknagel, wobei wegen der gegebenen Drehfehlermöglichkeit am Schienbein auf die feste Verklemmung des Nagels in beiden Fragmenten besonders zu achten ist.

Ob es sich um eine atrophische oder um eine hypertrophische Pseudarthrose handelt, ist von untergeordneter Bedeutung. Ein Unterschied besteht nur insofern, als die Regenerationskraft des atrophischen Knochens geringer ist als die des hypertrophischen, so daß die Heilungszeit im ersteren Falle länger zu veranschlagen ist und die Reosteosynthese so durchgeführt werden muß, daß die Stabilität derselben für einen noch größeren Zeitraum als gewährleistet angesehen werden kann.

Hinweise darauf, daß die Aufweitung der Markhöhle nach den Vorschriften von Küntscher für den Knochen in irgendeiner Weise schädlich ist, haben sich nicht ergeben.

Das Prinzip der absoluten Feststellung der beiden Knochenfragmente mit dem dicken Marknagel gestattet sowohl den Verzicht auf die Anlagerung eines Knochenspanes und damit auch auf das Risiko der Spanentnahme an anderer Stelle, als auch auf die Notwendigkeit der Ruhigstellung im Gipsverband; dies aber bedeutet den einzigartigen Vorteil der unmittelbar nach dem Eingriff wiederhergestellten funktionellen Gebrauchsfähigkeit mit alsbald hinzukommender Belastungsmöglichkeit.

Die Reosteosynthese mit Plattenverschraubungen, also extramedullären Implantaten, muß den grundsätzlichen Nachteil hinnehmen, daß
das Schienbein seiner Natur nach eine wesentlich trägere Regeneration
aufweist als der Oberschenkel, daß also zur Peripherie der Gliedmaße hin
ein Versorgungsgefälle besteht, das sich auch bei der Heilung einer Pseudarthrose geltend macht. Deswegen ist die Reosteosynthese mit Plattenverschraubung stets unter dem Gesichtspunkt vorzunehmen, daß das
Osteosynthesematerial für einen langen Zeitraum die Festigkeit leihen
können muß. Es kommt daher auf eine langdauernd wirksame Verankerung der Schrauben an, was ehestens durch eine große Zahl von Schrauben erreicht wird. Platz darf nur dort gespart werden, wo er nicht zu
gewinnen ist. Die Verschraubung mit 2 Platten, die im vorliegenden
Untersuchungsgut nur einmal vorkommt (36), scheint nach anderen
Erfahrungen keine gute Lösung für das Problem der Überbrückung zu
sein. Offenbar ist die Inanspruchnahme der Knochenoberfläche durch
die Implantate zu groß, so daß eine weitere Verzögerung der knöchernen
Regeneration bewirkt wird. Anstelle einer Doppelplattenversorgung
dürfte die Einzelplattenversorgung mit größerer Schraubenzahl günstiger
sein.

Ein wesentlicher Unterschied zwischen intramedullärer und extramedullärer Reosteosynthese ist in der Inanspruchnahme der Weichteile
gegeben. Daher ist der Marknagelung mit dickem Nagel stets dann der
Vorzug zu geben, wenn die Form der Fragmente dies zuläßt, d.h. eine
ausreichende stabilisierende Wandschlüssigkeit in beiden Fragmenten
erreicht werden kann. Ob es sich um eine atrophische oder um eine hypertrophische Pseudarthrose handelt, ist bei Versorgung mit dickem Marknagel unwesentlich, da die Dauer des festen Sitzes in den Knochenfragmenten ausreicht, um in jedem Fall die knöcherne Ausheilung herbeizuführen. Bei einer Defektpseudarthrose wäre allerdings eine Knochengewebeplastik erforderlich.

Die Reosteosynthese durch Plattenverschraubung dient zwar ebenfalls dem Ziel der absoluten Ruhigstellung der Falschgelenkstelle, doch
ist ihr Operationsverfahren grundsätzlich anders und soll daher nicht
beliebig gegen das Verfahren der Marknagelung ausgetauscht werden.
Die Schwierigkeiten der Plattenverschraubung zur Reosteosynthese des
Schienbeinschaftes ergeben sich vorwiegend aus dem Zugang stets über
der Operationsstelle des Knochens, den Veränderungen der den Knochen
bedeckenden Weichteile, den Gewebebedingungen des Knochens selbst
mit verminderter Haltbarkeit gegenüber den Schrauben bei Knochenatrophie und den im Verlaufe der Heilungszeit herrschenden Bedingungen im Knochengewebe, vor allem dargestellt durch die umschriebene
Atrophie der Schraubenlager.

Die Vorteile der Plattenverschraubung sind die Herstellung annähernd
anatomischer Verhältnisse, die Möglichkeit der Kompression der Fragmente in axialer Richtung sowie hinsichtlich der Aufeinanderpressung
der Bruchflächen. Die Herausnahme nekroseverdächtiger Knochenstücke

und deren Ersatz durch Spongiosa sind keine echten Vorteile, sondern operationstechnische Bedingungen; denn bei indizierter Marknagelung bedarf es dieser sogenannten Vorteile nicht.

Der Vorteil der Frühbelastbarkeit bei Marknagelung wird bei Plattenverschraubung ersetzt durch die Möglichkeit frühzeitiger funktioneller Inanspruchnahme zunächst auf der Bewegungsschiene, dann im Gehapparat. Eine Beeinträchtigung der Schrauben oder Schraubenlager durch die funktionelle Inanspruchnahme war nicht nachzuweisen. Dagegen ist die vorzeitige Teil- oder Vollbelastung nicht möglich und nach den allgemeinen Erfahrungen bei Frakturen und Pseudarthrosenversorgungen heilungsfeindlich.

Der Vergleich der Heilungsdauer bei Marknagelung und bei Plattenverschraubung ergibt keine kennzeichnenden Unterschiede.

Das Problem des Wechsels von einer Implantatart zur anderen kann anhand der wenigen einschlägigen Fälle nur vorläufig beurteilt werden. Die hier zur Verfügung stehenden Fälle lassen weder beim Übergang vom intramedullären zum extramedullären Implantat noch beim Übergang in umgekehrter Richtung eine schädliche Wirkung des Wechsels erkennen.

Die Frage nach dem Wert und damit die Frage nach der Indikationsberechtigung der Reosteosynthese am Unterschenkel setzt eine Betrachtung der Funktion des Unterschenkels voraus. Abgesehen vom Außenknöchel, der das hauptsächliche Führungsorgan für den im oberen Sprunggelenk dem Unterschenkel verbundenen Fuß ist, wird die eigentliche Funktion des Unterschenkels durch die Tragfunktion im Stand und in der Bewegung dargestellt und ausschließlich vom Schienbein bewirkt. Dabei hat während der Bewegung jedes Bein abwechselnd die gesamte Körperlast zu tragen. Der Unterschenkel bildet mit dem zugehörigen Oberschenkel eine anatomische und zusammen mit dem Oberschenkel und dem anderen Bein eine funktionelle Einheit.

Wie der Oberschenkel Mittelstück zwischen dem Fortbewegungsorgan, das Knie, Unterschenkel und Fuß umfaßt, und dem Rumpf ist, stellt der Unterschenkel — ähnlich wie der Unterarm gegenüber der Hand — die Basis für den Fuß, das eigentliche Lauforgan, dar. Als Basis des Fußes ist der Unterschenkel unentbehrlich. Seine Wertigkeit wird noch gesteigert durch seine Gelenkbeziehungen gegenüber dem Fuß und dem Oberschenkel, weil in beiden Gelenkbeziehungen Ausgleichsmöglichkeiten für den Ausfall eines dieser beiden Gelenke oder aber auch für den Ausfall eines Fußgelenkes oder des Hüftgelenkes gegeben sind. Die Wirksamkeit der am oberen und unteren Ende des Unterschenkels gelegenen Gelenke ist aber auch abhängig vom Zustand der anatomischen Form des Unterschenkels, d. h. dem normanatomischen Aufbau ohne Achsenknickungen oder Verdrehungen. Die Fehlform des Unterschenkels bedeutet daher eine Einschränkung der im unmittelbaren Nachbarschaftsbereich desselben liegenden Gelenkfunktion, aber auch eine Behinderung oder Beeinträchtigung derjenigen Funktionen, die an der Peripherie der Gliederkette liegen, nämlich im Mittel- und Vorfuß- und im Hüftbereich. — Der Verlust des Unterschenkels bedeutet nicht nur den Verlust des

Fußes schlechthin, sondern vor allem den der taktilen Gnosis. Es findet aber auch eine Abwertung des proximalen Abschnittes der Gliederkette und somit des ganzen, eine funktionelle Einheit bildenden Beinpaares statt.

Aus allen diesen Gründen ist die Indikation zur Wiederherstellung der knöchernen Einheit grundsätzlich stets angezeigt. Die vorliegende Untersuchung bestätigt dies auch für diejenigen Fälle, bei denen der erste Reosteosynthese-Versuch mißlungen war.

Der mitunter erhebliche Zeitaufwand, der bis zum Wiedereintritt der vollen Gebrauchsfähigkeit der Gliedmaße erforderlich ist, wiegt gegenüber dem Verlust des Unterschenkels gering und zahlt sich auch noch gegenüber einer dauernden Stützapparatversorgung aus. Der Entschluß zur Reosteosynthese und ggf. zur wiederholten Reosteosynthese braucht nicht, wie gezeigt wurde, durch Befürchtung besonderer Gefahren oder eine vermutete hohe Mißerfolgsrate beeinträchtigt zu werden, da eine solche tatsächlich nicht gegeben ist. Wenn diese Hindernisse entfallen, ist aber alles daran zu setzen, den sonst in jedem Falle nachhaltigen und unwiderruflichen Schaden abzuwenden.

Die Wiederherstellung der Arbeitsfähigkeit und die gelungene soziale Rehabilitation in 36 von 39 Fällen, davon in 23 Fällen unter Rückgewinnung des alten Arbeitsplatzes, bestätigen ihrerseits die Bedeutung des Reosteosynthese-Eingriffes, wenn man bedenkt, daß von den 36 rehabilitierten Verletzten 29 vor dem wiederherstellenden Eingriff nicht gearbeitet hatten. Die 3 nicht rehabilitierten Verletzten teilen sich wie folgt auf: ein Verletzter wurde 63jährig Rentner, eine Verletzte gab ihren Beruf wegen Heirat auf. Nur ein Verletzter mußte wegen eines neuen Unfalles als Frühinvalide Rentner werden.

Bemerkenswert erscheint weiterhin, daß von den 15 Verletzten der Gruppe 4 (Versorgung mit dickem Marknagel) und den 9 Verletzten der Gruppe 5 (Plattenverschraubungen) nur einer, der eine Refraktur erlitt, vorübergehend einen Stützapparat tragen mußte; in diesem einen Falle kam hinzu, daß auch der andere Unterschenkel verletzt war. Gegenüber den früheren Reosteosynthese-Methoden bedeutet dies einen außerordentlich großen Fortschritt, da unter den dortigen 15 Patienten 7 zu Stützapparatträgern wurden und vorübergehend oder dauernd eine entsprechende Beeinträchtigung im Beruf hinnehmen mußten!

III. Schlußfolgerungen und Zusammenfassung

Ziel dieser Untersuchung war die Feststellung der Ergebnisse nach Reosteosynthesen am Schaft der großen Röhrenknochen. Der Untersuchung liegen bei 149 Patienten insgesamt 150 Reosteosynthesen — 7 des Schlüsselbeines, 21 des Oberarmes, 31 der beiden Unterarmknochen, 52 des Oberschenkels, 39 des Schienbeines — zugrunde. Unter Reosteosynthese wird die Neuversorgung mit metallischen Implantaten im Sinne des Austausches gegen ein anderes metallisches Implantat verstanden. Die der Untersuchung zugrundeliegenden Fälle sind dem Krankengut des Berufsgenossenschaftlichen Unfallkrankenhauses Murnau entnommen; eine Auswahl erfolgte nicht, vielmehr ist das gesamte Krankengut gesichtet; die Untersuchung beschränkt sich jedoch nur auf diejenigen Fälle, bei denen bis zur Reosteosynthese eine Infektion nicht eingetreten war.

Im Schrifttum ist dem Problem der Reosteosynthesen bisher nicht umfassend nähergetreten worden, es gibt nur einzelne Mitteilungen hierüber.

Die überwiegende Zahl der Reosteosynthese-Fälle betrifft Pseudarthrosen, vornehmlich atrophische und hypertrophische, außerdem einige Defektpseudarthrosen. Reosteosynthesen zum Zwecke der Beseitigung der Fehlstellung bei gegebener knöcherner Einheit wurden am Schlüsselbein, am Oberarm und am Schienbein überhaupt nicht durchgeführt, am Unterarm nur in 2 Fällen an der Elle, am Oberschenkel in 4 Fällen.

Die zur Reosteosynthese angewandten Versorgungsprinzipien erstrekken sich auf die Verwendung nicht markraumfüllender Nägel (dünne Küntscher-Nägel, Rush-Pins), die Verwendung dieser Nägel zusammen mit autologen oder heterologen Knochenspänen, die Versorgung mit dickem Marknagel nach Aufbohrung der Markhöhle und die Anbringung von Plattenverschraubungen, teilweise unter Anwendung axialen Drukkes, mit und ohne gleichzeitige Anpflanzung eigener Spongiosa (s. Tabelle 7).

Da die Reosteosynthese sich technisch nicht von der Osteosynthese bei sonstigen Pseudarthrosen der Schäfte unterscheidet, sind auch die Bedingungen der Beziehungen zwischen Implantat und Geweben grundsätzlich als gleichartig zu betrachten, so daß davon ausgegangen werden kann, ebensolche Verhältnisse wie bei der Pseudarthrosenbehandlung zu schaffen, um die Heilungsvorgänge zu unterstützen oder wieder in Gang zu bringen. Die Untersuchungen an diesem Krankengut haben gezeigt, daß das Haupterfordernis zur Heilung von „alten" Pseudarthrosen die Herstellung unbedingt mechanisch ungestörter Beziehungen zwischen

Tabelle 7. Gesamtübersicht über die durchgeführten Reosteosynthesen

	dünner Marknagel oder Rush-Pin	dünner Marknagel + Fremdspan	dünner Marknagel + Phemisterspan	dicker Marknagel mit Aufbohrung	AO-Platten-Verschraubung	AO-Platte + Spongiosaplastik	AO-Kompressions-Platte	Gesamt
Schlüsselbein	2	—	—	—	1	4	—	7
Oberarm	—	2	6	8	3	1	1	21
Elle	—	—	5	—	1	—	6	
Speiche	—	—	—	—	3	—	1	31
Elle + Speiche	—	3	3	5	—	—	4	
Oberschenkel	2	8	9	27	4	2	—	52
Schienbein	4	2	9	15	3	4	2	39
Gesamt	8	15	32	55	15	11	14	150

den getrennten Knochenteilen ist, also die Herstellung stabiler Osteo-
syntheseverhältnisse. In einem Teil der Fälle, nämlich bei atrophischen
und Defektpseudarthrosen, genügt die Herstellung der mechanischen
Ruhe jedoch nicht; hier ist die Anregung zur Wiederaufnahme der
Knochenbildung bzw. die Überbrückung der Unterbrechungsstelle durch
Anpflanzung von Spongiosa zu bewirken. — Unter den in früheren Jah-
ren durchgeführten Reosteosynthesen mit keine Stabilität verleihenden
Implantaten unter gleichzeitiger Verwendung von Knochenspänen zei-
gen diejenigen die günstigsten Ergebnisse, die mit Eigenknochenspänen
vorgenommen worden sind. Alle diese Eingriffe, die unter gleichzeitiger
Ruhigstellung mit äußeren Mitteln (Gipsverband, Stützapparat) erfolg-
ten, nahmen jedoch entweder eine wesentlich längere Heilungszeit in
Anspruch oder führten in manchen Fällen nicht zur Ausheilung der
Pseudarthrose. Es hat den Anschein, als komme in diesen Fällen das
Hauptverdienst an der Wiederherstellung der knöchernen Einheit dem
Zusammenwirken von äußerer Ruhigstellung und Knochenspananpflanzung als Verstärker der Knochengewebebildung zu; die Ergebnisse bei
denjenigen Fällen, die mit Fremdknochenspänen versorgt worden sind,
können sogar darauf hindeuten, daß nur der äußeren Ruhigstellung die
knöcherne Ausheilung der Pseudarthrosen zuzuschreiben ist; denn die
Fremdspäne haben sich — wie auch aus anderen Untersuchungen bekannt ist — als Gewebsbildner, Induktoren oder stabilisierende Faktoren
nicht nur nicht bewährt, sondern sogar als nutzlos erwiesen.

Das hier untersuchte Krankengut ist sehr dadurch gekennzeichnet, daß es sich bei den Verletzten in einer großen Anzahl um Mehrfachverletzte handelte, so daß die Dauer der Behandlung und die Wiederherstellung im ganzen eine Betrachtung der einzelnen Pseudarthrosen unter dem Gesichtspunkt der Signifikanz unmöglich macht.

Dennoch kann man erkennen, daß in der Pseudarthrosenbehandlung durch Reosteosynthesen ein Umschwung eingetreten ist mit der Einführung der Marknagelung mit markraumschlüssigem Nagel nach Aufbohrung entsprechend den Vorschriften Küntschers. Bei diesen Reosteosynthesen ist überwiegend der Heilungserfolg nach erster Reosteosynthese eingetreten, er wurde verhältnismäßig rascher erzielt und die Wiedereingliederung der Patienten ist sicherer gelungen. Insgesamt wurde diese Art der Reosteosynthese 55mal angewandt, dagegen die Plattenosteosynthese nur 35mal (ausgenommen Schlüsselbein, da dieses hinsichtlich der Versorgung mit dickem Marknagel keine Vergleichsmöglichkeit bietet). Der Oberarm ist 8mal, die Unterarmknochen sind 5mal, der Oberschenkel 27mal, das Schienbein 15mal der Reosteosynthese mit „dickem" Marknagel unterzogen worden. Die Plattenverschraubung weist gegenüber der Reosteosynthese mit dickem Marknagel eine zahlenmäßige Überlegenheit nur bei Unterarmknochen auf, hier ergibt sich nämlich ein Verhältnis von 5 Marknagelungen zu 15 Plattenverschraubungen.

Die Zusammenschau derjenigen Fälle, die mit Plattenverschraubungen versorgt worden sind, läßt erkennen, daß es sich hier um solche handelte, die der Nagelungsosteosynthese nicht zugänglich waren, teils aus Formgründen, teils aus der Notwendigkeit, Defektpseudarthrosen füllen zu müssen. Daß am Unterarm die Plattenverschraubung überwiegt, erklärt sich leicht aus den Formverhältnissen dieser Knochen und den Formgegebenheiten ihrer Markräume. Hier vermag die Nagelung in manchen Fällen keine genügende Stabilität zu verleihen, vor allem dem Stabilitätsanspruch gegenüber der Umwendbewegung nicht zu genügen. Es fällt auf, daß die Behandlungsergebnisse bei der Reosteosynthese mit Plattenverschraubung am Unterarm durchwegs besser sind als bei der Nagelungs-Reosteosynthese, während am Oberarm, Oberschenkel und Unterschenkel dieses Verhältnis umgekehrt zu beurteilen ist.

Wiederholungseingriffe werfen stets die Frage nach Zwischenfällen, Fehlermöglichkeiten, Gefährdung auf. Das vorliegende Untersuchungsgut hat eigentliche, dem Reosteosynthese-Verfahren zuzuschreibende Zwischenfälle nicht ergeben. Auch sind schwerwiegende Verfahrensfehler nicht zu ermitteln gewesen. Besondere Gefahren haften den modernen Reosteosynthese-Verfahren mit dickem Marknagel oder mit Plattenverschraubung nicht an, lediglich die bei jeder Osteosynthese gegebenen Gefährdungen bestehen auch hier. Insbesondere ist die Feststellung, daß eine ungewöhnliche Infektionshäufigkeit nicht zu beobachten ist, von Bedeutung. Es kamen — bei strengster Prüfung — nur 8 Infektionen vor, davon 1 am Unterarm, 3 am Unterschenkel, 4 am Oberschenkel, während am Schlüsselbein und am Oberarm keine Infektionen nach Reosteosynthese eingetreten sind. Zum Teil handelte es sich jedoch nur um oberflächliche Wundheilungsstörungen, in den anderen Fällen um blande

Spätentzündungen infolge Reaktion auf den metallischen Fremdkörper. Als operationsbedingte Infektion durch Hautnekrose ist nur in einem Fall die jedoch auch bloß vorübergehend eingetretene Knochenentzündung anzusehen. Wo eine Infektion des Knochens eintrat, war sie also durch die Ungunst der operationstechnischen Verhältnisse, vor allem aber durch die Möglichkeit einer ungenügenden Knochengewebeernährung zu erklären. Ein über das Infektionsrisiko bei Osteosynthesen frischer Frakturen hinausgehender Gefährdungsgrad kann aber nicht festgestellt werden.

Die Ergebnisse zeigen — was zu klären war —, daß auch der Schaftknochen, der gegenüber den epiphysären Knochenabschnitten eine geringere Durchblutung und somit eine schlechtere Heilungsbereitschaft aufweist, der wiederholten Osteosynthese mit Aussicht auf Herstellung der knöchernen Einheit, der Knochenheilung aus sich heraus zugänglich ist, und zwar auch dann, wenn bereits mehrere Osteosynthesen voraufgegangen sind. Auch diese Knochenabschnitte sind also aus eigener Kraft heilungsbereit. Sie bedürfen dazu jedoch der geliehenen Stabilität, ohne die es offenbar keine Knochenheilung gibt. Der Anregung durch sogenannte Induktoren (Fremdknochenspäne) bedarf der Knochen auf keinen Fall; eher können diese störend wirken. Die Anpflanzung körpereigenen Knochengewebes (Spongiosa) ist dagegen förderlich, sie ist aber nur notwendig, wo die Knochenbildungseigenschaft erloschen oder eingedämmt ist (atrophische Pseudarthrose) oder wo Knochenlücken bestehen (Defektpseudarthrosen). Selbst der nicht stabil osteosynthetisierte Knochen zeigt Heilungsbereitschaft, geht jedoch Umwege, die allerdings nicht immer sicher zum Erfolg führen! Es hat den Anschein, als ob in diesen Fällen Heilungszeit und Heilungserfolg auch von den Stellungsverhältnissen abhängen, so daß bei guter anatomischer Stellung früher, bei Abweichungen von dieser später oder gar nicht knöcherne Heilung eintritt. Das Auftreten atrophischer Pseudarthrosen zeigt, daß auch das Knochengewebe nicht unerschöpflich regenerieren kann. Daher ergibt sich die Anzeige zur Reosteosynthese stets dort, wo die Knochenbildung eingestellt ist oder aufgrund mechanischer Bedingungen nicht zur Zusammenfindung von 2 Knochenenden führt. Die mangelnde mechanische Ruhe kann nicht durch eine gesteigerte Knochenheilungsbereitschaft ersetzt werden. Es ist daher zwecklos, zuzuwarten, da dadurch die Bedingungen nicht verbessert werden. Dort, wo nach Lage der anatomischen Verhältnisse eine Versorgung mit dickem Marknagel nicht in Betracht kommt, sondern eine mosaikartige Zusammensetzung mit Hilfe der Plattenverschraubung durchgeführt werden muß, ist die Reosteosynthese so früh wie möglich zu indizieren, da nur dann noch Aussicht besteht, ursprüngliche Bruchflächen freizulegen und anatomisch genau zusammenzusetzen. Auch wenn dieser Zeitpunkt verstrichen, kann die Reosteosynthese zu jeder Zeit, auch noch nach Jahren, dennoch mit Aussicht auf Erfolg durchgeführt werden.

Bestandteil der Reosteosynthese-Behandlung sind, wie bei jeder Osteosynthese, Physio- und Balneotherapie, weil einerseits der behandelte Gliedabschnitt und die Gliedmaße im ganzen dieser Reize bedarf, andererseits die Wiederherstellung der Funktionen wesentlich von der Beanspruchung, die durch diese Maßnahmen gesetzt wird, abhängt.

Die Belastbarkeit nach Durchführung von Reosteosynthesen tritt bei Versorgung mit dickem Marknagel früher, bei Versorgung mit Plattenverschraubung später ein, was sich allein aus den mechanischen Bedingungen dieser zwei grundverschiedenen Osteosynthesearten ergibt. Eine schematische Festlegung ist hierfür nicht möglich.

Die Entfernung der Implantate nach Eintritt der knöchernen Festigkeit hängt nicht von einem bestimmten Zeitablauf, sondern von der jeweils durchzuführenden klinischen und röntgenologischen Kontrolle ab.

Wiederherstellung der Arbeitsfähigkeit und soziale Rehabilitation als wesentliche Ziele der Reosteosynthese-Behandlung wurden in 128 Fällen voll erreicht, d. h. die Verletzten konnten am selben oder einem verwandten Arbeitsplatz wieder eingegliedert werden. Bei 10 Patienten (11 Reosteosynthese-Fälle) mußte eine Umschulung vorgenommen werden. 3 Verletzte wurden Rentner. In den restlichen 8 Fällen gelang die Rehabilitation nicht, weil die Folgen anderer Verletzungen dies verhinderten. Dieses Ergebnis spricht für den Nutzen der Reosteosynthesen angesichts der Tatsache, daß bis zur Vornahme dieser Reosteosynthesen 116 Verletzte (117 Reosteosynthese-Fälle) seit dem jeweiligen Unfall überhaupt noch nicht wieder arbeitsfähig geworden waren.

Zusammenfassung

Als Reosteosynthesen werden wiederholte operative Eingriffe am Knochen mit dem Ziel der Wiederherstellung der knöchernen Einheit — zunächst „geliehen" durch das Osteosynthesematerial (Marknägel, Plattenverschraubungen) — bezeichnet; im engeren Sinne dieser Untersuchung fallen hierunter nur Eingriffe mit unmittelbarer Auswechselung des Osteosynthesematerials. Das unausgelesene Krankengut des Berufsgenossenschaftlichen Unfallkrankenhauses Murnau aus einem Zeitraum von 16 Jahren weist 150 derartige Fälle mit Reosteosynthesen der Schaftabschnitte von Schlüsselbein, Oberarm, beider Unterarmknochen, Oberschenkel und Schienbein auf; dabei wurden ausschließlich solche Fälle berücksichtigt, bei denen es bis zur Reosteosynthese nicht zu einer Knocheninfektion gekommen war.

Die Reosteosynthesen sind bei Patienten aller Altersgruppen durchgeführt worden; auf die Ergebnisse hat das Lebensalter keinen kennzeichnenden Einfluß. Der wiederholte Eingriff am Knochen wurde von diesem gut vertragen; eine grundsätzliche Kontraindikation ergibt sich aus Anzahl und zeitlicher Häufigkeit voraufgegangener Osteosynthesen nicht. Die Infektionsgefährdung des voroperierten Knochens ist nicht größer als die des nicht voroperierten. Der Grad der Heilungsbereitschaft hängt dagegen vom allgemeinen Zustand des Knochens ab; daher ist bei atrophischen Gewebsverhältnissen die Spongiosaplastik mit ihren deutlich biopotenten Eigenschaften angezeigt. Knochenheilung ist regelmäßig bei stabiler Osteosynthese zu beobachten.

Die Herstellung einer stabilen Osteosynthese erfolgt mit dickem

Marknagel oder Plattenverschraubung; welchem Verfahren der Vorzug zu geben ist, muß anhand der Verhältnisse im Einzelfall entschieden werden. Grundsätzlich ist zu erkennen, daß der dicke Marknagel nach den Angaben von Küntscher die Idealvoraussetzung eines Osteosynthesemittels darstellt. Häufig stehen seiner Anwendung jedoch formmechanische Hindernisse entgegen, so daß die Plattenverschraubung vorteilhafter ist.

In 139 Fällen ermöglichte erst die erfolgreiche Reosteosynthese die Wiedereingliederung der Verletzten in das Erwerbsleben. Damit ist ihr ein besonderer sozialer Wert zuzuerkennen.

Literatur

Ahrer, E., Psenner, P., Schennach, W.: Operationsergebnisse von 209 Marknagelungen. Wien. klin. Wschr. **79**, 743 (1967).

Allgöwer, M.: Osteosynthese und primäre Knochenheilung. Langenbecks Arch. klin. Chir. **308**, 423 (1964).

Allgöwer, M., Müller, M. E., Schenk, R., Willenegger, H.: Biomechanische Prinzipien bei der Metallverwendung am Knochen. Langenbecks Arch. klin. Chir. **305**, 1 (1963).

Allgöwer, M., Segmüller, G.: Biomechanische Prinzipien bei der Metallverwendung am Knochen. In: Hdb. d. plast. Chir., hrsg. v. E. Gohrbandt, J. Gabka, A. Berndorfer, Bd. I. Berlin: Walter de Gruyter & Co., 1965.

Anderson, L. D.: Compression plate fixation and the effect of different types of internal fixation on fracture healing. J. Bone J. Surg. **47** — A, 191 (1965).

Axhausen, W.: Die Bedeutung der Individual- und Artspezifität der Gewebe für die freie Knochenüberpflanzung. H. Unfallheilk. **1962, 72**.

Axhausen, W.: Die Behandlung der verzögerten und der ausgebliebenen Knochenbruchheilung mit der freien Knochenüberpflanzung. Langenbecks Arch. klin. Chir. **325**, 825 (1969).

Bauder, K.: Marknagelverbiegung. Chir. praxis **12**, 591 (1968).

Baumann, E.: Konservative und operative Knochenbruchbehandlung. Helv. chir. Acta **26**, 241 (1959).

Baumann, E.: Der heutige Stand der Osteosynthese in der Behandlung der Knochenbrüche. Mschr. Unfallheilk. **63**, 20 (1965).

Baumgärtel, H.: Zur Frage der primären Osteosynthese offener Frakturen. Dtsch. med. J. **17**, 153 (1966).

Beck, H.: Vollapparative Reposition und Bündelnagelung bei Oberarmschaftbrüchen. Langenbecks Arch. klin. Chir. **302**, 381 (1963).

Bernascher, E.: Zur Kenntnis des Einflusses vasoaktiver Stoffe auf die Callusbildung. Arch. orthop. Unfall-Chir. **48**, 209 (1956).

Bethge, J. F., Altenähr, E.: Versuche zur Verkürzung der Frakturheilungszeit. Langenbecks Arch. klin. Chir. **321**, 318 (1968).

Beyen, J.: Die Ergebnisse der konservativen und operativen Behandlung der Speichen- und Ellenbrüche mit Ausnahme der gelenknahen Brüche. Med. Diss., München 1962.

Blanke, K.: Die Spanplastik nach Phemister. H. Unfallheilk. **1956, 53**.

Blietz, R.: Die Biologie des Knochens unter der Einwirkung mechanischer Kräfte. Z. Orthop. **105**, 417 (1968).

Block, W.: Die normale und die gestörte Knochenbruchheilung. Stuttgart: Enke, 1940.

Böhler, L.: Berichte über die in den Jahren 1926—1950 im Wiener Unfallkrankenhaus erzielten Behandlungsergebnisse. H. Unfallheilk. **1953, 46**.

Böhler, L.: Bericht über die bei 3308 Unterschenkelbrüchen in den Jahren 1926 bis 1950 im Wiener Unfallkrankenhaus erzielten Behandlungsergebnisse unter Benützung des Hollerithverfahrens. H. Unfallheilk. **1957, 54**.

Böhler, L.: Unzweckmäßige und gefährliche Methoden bei der Behandlung von Frakturen. Langenbecks Arch. klin. Chir. **295**, 281 (1960).

Böttger, G., Strik, W., Mahmoudi, J.: Über osteosynthesebedingte Achsenfehlstellungen bei der Versorgung von Unterschenkelbrüchen durch Küntschernagelung. Mschr. Unfallheilk. **70**, 337 (1967).

Brandt, G.: Verzögerte Knochenbruchheilung und Pseudarthrosenbildung. Stuttgart: Thieme, 1937.

Brandt, G.: Eingriffe an den Extremitäten. In: Chirurgische Operationslehre, hrsg. v. B. Breitner. IV. Bd. 2. Teil. Urban & Schwarzenberg, Wien-Innsbruck 1959.

Brussatis, F., Müller, M. E.: Metallbeschaffenheit und Korrosionserscheinungen an Platten und Schrauben. Langenbecks Arch. klin. Chir. **305**, 15 (1963).

Brussatis, F., Nonhoff, J.: Metallkundliche Untersuchungen der bei Osteosynthese-operationen verwendeten Implantate. Arch. orthop. Unfall-Chir. **62**, 64 (1967).

Budde, W.: Operationen an den Blutgefäßen, Nerven und Lymphknoten, am knöchernen Becken, Hüftgelenk und Oberschenkel. In: Chirurgische Operationslehre, 7. Aufl., hrsg. v. A. W. Fischer, E. Gohrbandt, F. Sauerbruch, Bd. VII. Leipzig: Joh. Ambr. Barth, 1958.

Bürkle de la Camp, H.: Allgemeinchirurgische Grundsätze für operative Eingriffe. — Grundsätze der operativen Technik und der plastischen Chirurgie. In: Chirurgische Operationslehre, hrsg. v. B. Breitner, Bd. I. Wien: Urban & Schwarzenberg, 1955.

Bürkle de la Camp, H.: Operationen am Unterschenkel, Tenotomien an der unteren Extremität, Sehnenverpflanzungen an der unteren Extremität. In: Chirurgische Operationslehre, 7. Aufl., hrsg. v. A. W. Fischer, E. Gohrbandt, F. Sauerbruch, Bd. VII. Leipzig: Barth, 1958.

Bürkle de la Camp, H.: Fehler und Gefahren bei der operativen Behandlung frischer Frakturen. Langenbecks Arch. klin. Chir. **298**, 87 (1961).

Čech, O., Stryhal, F.: Unsere Erfahrungen mit der Druckplatte bei der Behandlung schlecht geheilter Frakturen und Pseudarthrosen. Beitr. Orthop. Traum. **14**, 711 (1967).

Chapchal, G.: Zur Kenntnis der Knochenschäden durch Gliedmaßenruhigstellung. internist. prax. **4**, 281 (1964).

Contzen, H.: Grundlagen der Alloplastik mit Metallen und Kunststoffen. Stuttgart: Thieme, 1967.

Contzen, H.: Biologische Grundlagen der Alloplastik. In: Hdb. d. plast. Chir., hrsg. v. E. Gohrbandt, J. Gabka, A. Berndorfer. Bd. I. Berlin: Walter de Gruyter & Co., 1969.

Contzen, H., Broghammer, H.: Korrosion und Metallose. Bruns Beitr. klin. Chir. **208**, 75 (1964).

Cotta, H.: Besondere Probleme bei der Pseudarthrosenbehandlung. H. Unfallheilk. **94**, 63 (1968).

Danis, R.: Théorie et pratique de l'ostéosynthèse (z. n. Müller-Allgöwer-Willenegger). Paris: Masson & Cie., 1947.

Daubenspeck, K.: Der Schultergürtel. In: Hdb. d. Orthopädie, hrsg. v. G. Hohmann, M. Hackenbroch, K. Lindemann. II. Bd. Stuttgart: Thieme 1958.

Dörr, E.: Ist unter Berücksichtigung der modernen Behandlungsmethoden der Pseudarthrosen des Unterschenkelschaftes die Spanverpflanzung noch angezeigt? Med. Diss., München 1968.

Dürr, W.: Pseudarthrosen nach Osteosynthesen. H. Unfallheilk. **94**, 69 (1968).

Dürr, W.: Pseudarthrosenentstehung infolge unzureichender Osteosynthesen. Chirurg **39**, 192 (1968).

Ecke, H., Rompel, K., Grabow, L.: Tierexperimentelle Untersuchungen zur Bestimmung der Qualität von Knochenspänen verschiedener biologischer Herkunft für Transplantationszwecke. Langenbecks Arch. klin. Chir. **307**, 169 (1964).

Ehalt, W.: Fehler und Gefahren der Frakturenbehandlung. Beitr. Orthop. Traum. **14**, 685 (1967).

Ehrlich, W.: Fehler bei der operativen Knochenbruchbehandlung und deren Vermeidung. Zbl. Chir. **90**, 922 (1965).

Frhr. v. Elmendorff, H., Simmert, H., Hupfauer, W.: Über Brüche von metallischen Implantaten. Arch. orthop. Unfall-Chir. **67**, 141 (1969).

Everke, H., Kinj, K.: Ergebnisse der operativen und konservativen Behandlung der Schlüsselbeinbrüche. Chirurg **40**, 129 (1969).

Fischer, S.: Distraktor und Innensäge wertvolle Hilfsmittel bei der Marknagelung der Pseudarthrosen. H. Unfallheilk. **94**, 71 (1968).

Forssmann, W.: Die Versorgung von Knochenbrüchen aus der Sicht des mittleren Krankenhauses. Ther. Umsch. **19**, 2 (1962).

Frank, E.: Knochen- und Gewebsschäden hervorgerufen durch magnetisches Metall. Chir. Praxis **6**, 63 (1962).

Frank, E.: Beurteilung von korrosionsbeständigen Stählen als Osteosynthesematerial. actuelle chir. **2**, H. 6 (1967).

Frenzel, P.-G.: Mißerfolge und Erfolge nach Nagelungen. Wehrmed. Mschr. **11**, 63 (1967).

Fuchs, G.: Die Behandlung der gemeinen Unterarmpseudarthrose mit Rush-Nagelung und Knochenverriegelung. chir. praxis **12**, 113 (1968).

Fuchs, G., Nikfetrat, A.: Zur dynamischen Osteosynthese unstabiler Vorderarmfrakturen. Chirurg **34**, 25 (1963).

Gaertner, W.: Ergebnisse operativer und konservativer Schlüsselbeinbruchbehandlung. Zbl. Chir. **80**, 348 (1955).

Geiser, M.: Prinzipien in der Frakturbehandlung. Schweiz. med. Wschr. **93**, 284 (1963).

Geiser, M.: Beiträge zur Biologie der Knochenbruchheilung. Beiheft zu Bd. 97 Z. Orth. Stuttgart: Enke 1963.

Gelbke, H.: Tierexperimentelle Studien zu biologischen und mechanischen Knochenbildungsproblemen. Langenbecks Arch. klin. Chir. **273**, 843 (1953).

Glauber, A.: Beobachtungen bei der operativen Behandlung von Pseudarthrosen. Zbl. Chir. **87**, 1115 (1962).

Häbler, C.: Marknagelung nach Küntscher. München-Berlin: Urban & Schwarzenberg 1950.

Hackethal, K. H.: Warum auch noch Bündelnagelung? Chirurg **34**, 550 (1963).

Hammersen, F., Seidemann, I.: Ein Beitrag zur Angioarchitektonik der Knochenhaut. Arch. orthop. Unfall-Chir. **56**, 617 (1964).

Hegemann, G.: Allgemeine Operationslehre. In: Allgemeine und spezielle chirurgische Operationslehre, hrsg. v. N. Guleke und R. Zenker. 1. Bd. Berlin-Göttingen-Heidelberg: Springer 1958.

Heinemann, G.: Fortschritte der operativen Frakturbehandlung. Med. Welt **50**, 2625 (1961).

Heinemann, G.: Probleme und Fortschritte der Pseudarthrosenbehandlung. Bruns' Beitr. klin. Chir. **215**, 75 (1967).

Herrmann, L.: Zu den Problemen der Küntscher-Nagelung. Zbl. Chir. **85**, 2259 (1960).

Herzog, Kt.: Zum Begriff der stabilen Osteosynthese. Arch. orthop. Unfall-Chir. **55**, 63 (1963).

Hicks, J. H., Cater, W. H.: Schlechte Gewebsreaktion verlangt nach modernen Metallen. J. Bone Jt Surg. Brit. **44-B**, No. 1 (1962).

Hopf, A.: Komplikationen nach operativer Frakturbehandlung. Verh. dtsch. orthop. Ges. 46. Kongr. (1958) Stuttgart: Enke 1959.

Hubenstorg, H.: Erfahrungen der Wiener Orthop. Univers.-Klinik mit der Osteosynthese am Oberschenkelknochen bei Osteotomien. Verh. dtsch. orthop. Ges. 52. Kongr. (1965) Stuttgart: Enke 1966.

Huggler, A.: Indikation und Wertung der Osteosynthese an der oberen Extremität. Verh. dtsch. orthop. Ges. 52. Kongr. (1965) Stuttgart: Enke 1966.

Illés, T.: Einige Ursachen und Versorgung der in Fehlstellung geheilten Vorderarmschaftbrüche. H. Unfallheilk. **89**, 81 (1966).

Iselin, M., Afanssieff, A., Egawa, T.: Elektrophoretische Untersuchungen über die Reaktion des Knochens auf osteosynthetisches Material. Langenbecks Arch. klin. Chir. **305**, 41 (1963).

Junghanns, H.: Die Operation am Schlüsselbein und Schulterblatt. In: Chirurgische Operationslehre, 7. Aufl., hrsg. v. A. W. Fischer, E. Gohrbandt, F. Sauerbruch, Bd. VII. Leipzig: Joh. Ambr. Barth 1958.

Kämmerer, H., Eger, W.: Beitrag zur Substitution von autologen und heterologen Knochentransplantaten. Langenbecks Arch. klin. Chir. **313**, 948 (1965).

Karitzky, B.: Unfallschäden an Schulter und Schultergelenk. In: Hdb. d. ges. Unfallheilk., hrsg. v. H. Bürkle de la Camp und M. Schwaiger, 3. Aufl., III. Bd. Stuttgart: Enke 1965.

Kirsch, J.: Die Stabilität des Marknagels. Zbl. Chir. **86**, 387 (1961).

Klopstock, H.: Zur Rehabilitierung der Drahtumschlingung bei Unterschenkelbrüchen. Chirurg **40**, 86 (1969).

Klug, W.: Indikationen zur postoperativen Redon-Drainage. Zbl. Chir. **93**, 690 (1968).

Knoch, H.-G.: Gewebsreaktionen nach Osteosynthese. Zbl. Chir. **91**, 1269 (1966).

Knöfler, E. W.: Die Knochenbildung im Lichte moderner Forschungsergebnisse. Zbl. Chir. **90**, 1960 (1965).

Knöfler, E. W.: Die Theorie der Knochenregeneration. Beitr. Orthop. Traum. **14**, 539 (1967).

Koch, H., Neurath, F., Schlosser, V.: Experimentelle Untersuchungen zur Entstehung von Pseudarthrose und Spontanfraktur im Cerclagenbereich. H. Unfallheilk. **94**, 74 (1968).

Köhl, B.: Behandlung und Behandlungsergebnisse von Pseudarthrosen und verzögerter Kallusbildung nach Oberarmbrüchen. Med. Diss., München 1967.

König, F.: Über die Berechtigung frühzeitiger blutiger Eingriffe bei subcutanen Knochenbrüchen. Langenbecks Arch. klin. Chir. **76**, 23 (1905) (z. n. Müller-Allgöwer-Willenegger).

Koslowski, L., Weller, S.: Tücken der Marknagelung. Chirurg **33**, 460 (1962).

Krompecher, St.: Die Knochenbildung. Jena: G. Fischer 1937.

Krompecher, St., Kerner, E.: Callus formation Symposium on the biology of fracture healing. Akadémiai Kiadó, Budapest 1967.

Kühnau, J.: Die Kallusbildung als biochemisches Problem. Münch. med. Wschr. **99**, 405 (1957).

Künlen, H.: Beitrag zur Darstellung der Klavikel in der 2. Ebene. Fortschr. Röntgenstr. **94**, 741 (1961).

Künlen, H.: Zur Darstellung des Schlüsselbeins im Röntgenbild. Ärztl. Forsch. **16**, 581 (1962).

Küntscher, G.: Die Marknagelung von Knochenbrüchen. Langenbecks Arch. klin. Chir. **200**, 442 (1940).

Küntscher, G.: Die Marknagelung der Pseudarthrose. Mschr. Unfallheilk. **52**, 1 (1949).

Küntscher, G.: Die Behandlung der Klavikularpseudarthrose. Zbl. Chir. **77**, 1364 (1952).

Küntscher, G.: Die Ursachen der Callusbildung bei der Frakturheilung. Bruns' Beitr. klin. Chem. **191**, 189 (1955).

Küntscher, G.: Ein entscheidendes Experiment der Knochenchirurgie. Zbl. Chir. **81**, 817 (1956).

Küntscher, G.: Die Marknagelung der Knochenbrüche. In: Chirurgische Operationslehre, 7. Aufl., hrsg. v. A. W. Fischer, E. Gohrbandt, F. Sauerbruch, Bd. VI. Leipzig: Joh. Ambr. Barth 1958.

Küntscher, G.: Marknagelung oder Pinnung? chir. praxis 1958/433.

Küntscher, G.: Die Technik des Aufweitens der Markhöhle. Chirurg **30**, 28 (1959).

Küntscher, G.: Fehler und Gefahren der Marknagelung. Zbl. Chir. **86**, 379 (1961).

Küntscher, G.: Praxis der Marknagelung. Stuttgart: Schattauer 1962.

Küntscher, G.: Die Form des Marknagels. Zbl. Chir. **88**, 1297 (1963).

Küntscher, G.: Primäre Knochenheilung. Langenbecks Arch. klin. Chir. **308**, 452 (1964).

Küntscher, G.: Die Wahl des passenden Marknagels. Chirurg **35**, 114 (1964).

Küntscher, G.: Die Behandlung der Pseudarthrose des Unterarmes. H. Unfallheilk. **89**, 85 (1966).

Küntscher, G.: Die gedeckte (geschlossene) Osteosynthese. act. chir. **2**, H. 6 (1967).

Küntscher, G.: Die gedeckte (geschlossene) Osteotomie. act. chir. **3**, H. 1 (1968).

Küntscher, G.: Zur Frage der Infektion nach Aufweitung der Markhöhle. Chirurg **39**, 236 (1968).

Lambotte, A.: Notice sur l'emploi du fil de fer et de vis du même métal dans la suture osseuse. Presse méd. belge **44**, 125 (1892) (z. n. Müller-Allgöwer-Willenegger).

Lambotte, A.: L'intervention opératoire dans les fractures. Paris: Masson & Cie. 1907 (z. n. Müller-Allgöwer-Willenegger).

Lambotte, A.: Le traitement des fractures. Paris: Masson & Cie. 1907 (z. n. Müller-Allgöwer-Willenegger).

Lambotte, A.: Chirurgie opératoire des fractures. Paris: Masson & Cie. 1913 (z. n. Müller-Allgöwer-Willenegger).

Lange, M.: Orthopädisch-chirurgische Operationslehre. 2. Aufl. und Erg. Bd. München: Bergmann 1962/68.

Lange, M.: Lehrbuch der Orthopädie und Traumatologie. III. Bd. Stuttgart: Enke 1967.

Laube, J., Gay, B.: Betrachtungen zur Pseudarthrosenbildung und -behandlung. Zbl. Chir. 91, 1594 (1966).

Lecher, W.: Die Behandlung von Defekt- und Mehrfach-Pseudarthrosen. H. Unfallheilk. 94, 67 (1968).

Leitz, G.: Zum Problem der Osteosynthese. Arch. orthop. Unfall-Chir. 57, 302 (1965).

Leitz, G.: Die Therapie der Ellen- und Speichenbrüche. Langenbecks Arch. klin. Chir. 312, 61 (1965).

Leitz, G.: Die Grenzen der „stabilen" Osteosynthese. H. Unfallheilk. 87, 153 (1966).

Leitz, G.: In Fehlstellung verheilte Vorderarmschaftbrüche. H. Unfallheilk. 89, 77 (1966).

Leitz, G.: Funktionsverbessernde Operationen bei Fehlstellungen und Pseudarthrosen nach Frakturen der Vorderarmschaftknochen. Bruns' Beitr. klin. Chir. 214, 257 (1967).

Leitz, G.: Möglichkeiten der operativen Korrektur von Pseudarthrosen und Fehlstellungen. Arch. orthop. Unfall-Chir. 63, 196 (1968).

Leitz, G.: Typische Komplikationen nach Osteosynthesen und ihre mechanischen Ursachen. Arch. orthop. Unfall-Chir. 64, 285 (1968).

Leitz, G.: Mechanische Konsequenzen der Kortikalisspanentnahme. Z. Orthop. 105, 484 (1968).

Lexer, E.: Über die Entstehung von Pseudarthrosen nach Frakturen und nach Knochentransplantationen. Langenbecks Arch. klin. Chir. 119, 520 (1922).

Lexer, E.: Die gesamte Wiederherstellungschirurgie. 2. Aufl. Leipzig: Joh. Ambr. Barth 1931.

Linke, E.: Der Drehfehler als Komplikation der intramedullären Fixation. Zbl. Chir. 88, 1650 (1963).

Lob, A.: Die Behandlung der Vorderarmschaftpseudarthrosen. H. Unfallheilk. 89, 88 (1966).

Lob, A., Probst, J.: Schultergürtel und obere Gliedmaßen. In: Klin. Chir. f. d. Praxis, hrsg. v. O. Diebold, H. Junghanns, L. Zukschwerdt, IV. Bd. Stuttgart: Thieme 1966.

v. Lüdinghausen, M., Meister, P., Probst, J.: Osteosynthese und Metallose. Med. Welt 21, 1913 (1970).

Maatz, R.: Ergebnisse der Marknagelung. H. Unfallheilk. 1951, 40.

Maatz, R., Bauermeister, A.: Wesen und Anwendung des Kieler Knochenspanes. Melsunger mediz. pharm. Mitt., H. 97.

Manzoni, A.: Beitrag zur operativen Behandlung der Pseudarthrosen der langen Knochen. Arch. orthop. Unfall-Chir. 59, 46 (1966).

Manzoni, A.: Aussprachebemerkung zu Seeholzer und Lauber. Vhdlg. österr. Ges. Unfallchir. 1965. H. Unfallheilk. 89, 103 (1966).

Matti, H.: Die Knochenbrüche und ihre Behandlung. 2. Aufl. Berlin: Springer 1931.

Maurath, J.: Physikalisch-mechanische Untersuchungen der Stabilität der einzelnen Osteosyntheseverfahren bei Schaftfrakturen. Langenbecks Arch. klin. Chir. 308, 477 (1964).

Maurath, J., Christ, H.: Untersuchungen über die Stabilität bei der Osteosynthese von Schaftfrakturen mit dem Küntschernagel. Arch. orthop. Unfall-Chir. 55, 422 (1963).

Maurath, J., Christ, H., Köbler, H.: Untersuchungen über die Stabilität bei der Osteosynthese von Schaftfrakturen mit der Schrauben- und Plattenmethode der Arbeitsgemeinschaft für Osteosynthesefragen (AO). Arch. orthop. Unfall-Chir. 56, 501 (1964).

Maurath, J., Christ, H.: Köbler, H.: Die Stabilität bei der Osteosynthese von Schaftfrakturen. Med. Welt 1965, 617.

Maurath, J., Köbler, H.: Kann mit dem Rush-Pin eine stabile Osteosynthese bei Schaftfrakturen erreicht werden? H. Unfallheilk. 75, 159 (1963).

Maurath, J., Köbler, H., Christ, H.: Kritische Betrachtungen zur Osteosynthese
    mit dem Rush-Pin bei Schaftfrakturen. Arch. orthop. Unfall-Chir. 54, 347 (1962).
Maurer, G., Lechner, F.: Allgemeines über Knochen und Gelenke sowie Frakturen
    und Luxationen. In: Handbuch der gesamten Unfallheilkunde, 3. Aufl., hrsg.
    v. H. Bürkle de la Camp und M. Schwaiger, I. Bd. Stuttgart: Enke 1963.
Mittelbach, H. R., Buschmann, A.: Vorderarmschaftbrüche. Chirurg 38, 306 (1967).
Mohr, W.: Ergebnisse der Behandlung von Pseudarthrosen langer Röhrenknochen
    mit dem Kieler Knochenspan. Med. Diss., München 1967.
Müller, M. E.: Zur Frage der primären Frakturheilung nach Osteosynthese. Dtsch.
    med. Wschr. 90, 2366 (1965).
Müller, E.: Früh- und Spätkomplikationen bei multiplen Frakturen. Zbl. Chir. 91,
    291 (1966).
Müller, M. E., Allgöwer, M., Willenegger, H.: Technik der operativen Fraktur-
    behandlung. Springer, Berlin-Göttingen-Heidelberg 1963.
Navabi, M. H.: Heutige Indikationen konservativer und operativer Frakturen-
    behandlung. Med. Welt 17, 1077 (1966).
Nicole, R.: Metallschädigung bei Osteosynthesen. Helv. Chri. Acta B, Suppl. III,
    14(2) (1947).
Pauwels, F.: Gesammelte Abhandlungen zur funktionellen Anatomie des Bewegungs-
    apparates. Berlin-Heidelberg-New York: Springer 1965.
Pauwels, F.: Über die Bedeutung einer Zuggurtung für die Beanspruchung des
    Röhrenknochens und ihre Verwendung zur Druckosteosynthese. Verh. dtsch.
    orthop. Ges. 52. Kongr. (1965), Stuttgart: Enke 1966.
Peitsch, H.: Ergebnisse der Marknagelung bei Schaftfrakturen der langen Röhren-
    knochen. Mschr. Unfallheilk. 63, 412 (1960).
Phemister, D. B.: Treatment of ununited fractures by only bone grafts without
    screw or tie fixation and without breaking down of the fibrous union. J. Bone
    Surg. 29, 946 (1947) (z. n. Heyemann).
Probst, J.: Wesen und Bedeutung der aktiven Bewegungstherapie bei der Wieder-
    herstellung Unfallverletzter. Hippokrates (Stuttgart) 33, 706 (1962).
Probst, J.: Erfahrungen mit der Plattenosteosynthese in Verbindung mit der
    Spongiosaplastik bei Unterarmpseudarthrosen und -fehlstellungen. H. Unfall-
    heilk. 87, 140 (1966).
Probst, J.: Indikationen zur intramedullären Osteotomie. Chir. Plast. Reconstr. 3,
    174 (1967)
Probst, J.: Welche operativen Behandlungsverfahren sind heute bei Pseudarthrosen
    erfolgversprechend? Schriftenreihe Unfallmed. Tagg. gew. Berufsgenoss., 2,
    125 (1967).
Probst, J.: Indikationsprobleme der operativen Knochenbruchbehandlung. Med.
    Klin. 63, 569 (1968).
Probst, J.: Grundsätze der Pseudarthrosenbehandlung langer Röhrenknochen.
    Med. Welt 20, 796 (1969).
Probst, J.: Reosteosynthese des Schlüsselbeines. Mschr. Unfallheilk. 73, 464 (1970).
Puls, P.: Morphologische Befunde beim Einbau von Schrauben in den Knochen
    nach operativer Frakturbehandlung. Langenbecks Arch. klin. Chir. 320, 34
    (1968).
Rehn, J.: Umbauvorgänge am Knochen unter pathologischen Bedingungen. Langen-
    becks Arch. klin. Chir. 319, 415 (1967).
Rehn, J.: Die posttraumatische Pseudarthrose, ihre Entstehung und Therapie.
    H. Unfallheilk. 94, 5 (1968).
Rehn, J.: Grundzüge der operativen Technik bei Eingriffen an den Knochen. In:
    Chirurgische Operationslehre, 8. Aufl., hrsg. v. E. Derra, P. Huber, W. Schmidt,
    Bd. 1. Leipzig: Joh. Ambr. Barth 1969.
Rehn, J., Schramm, W., Hierholzer, G.: Zur Indikation und Technik der Umstel-
    lungsosteotomien wegen Fehlstellung nach Frakturen der unteren Gliedmaßen.
    Arch. orthop. Unfall-Chir. 63, 9 (1968).
Rettig, H., Eichler, J.: Konstruktive und rekonstruktive Chirurgie der oberen
    Extremitäten. In: Hdb. d. plast. Chir., hrsg. v. E. Gohrbandt, J. Gabka, A.
    Berndorfer, Bd. II. Berlin: Walter de Gruyter & Co. 1966.

Rettig, H., Eichler, J.: Konstruktive und rekonstruktive Chirurgie der unteren Extremitäten. In: Hdb. d. plast. Chir., hrsg. v. E. Gohrbandt, J. Gabka, A. Berndorfer, Bd. II. Berlin: Walter de Gruyter & Co. 1968.

Richter, J. A.: Behandlungsergebnisse bei mit intramedullären Metallimplantaten operativ versorgten Ober- und Unterschenkelbrüchen unter besonderer Berücksichtigung der Fehlergebnisse nach Küntscher-Nagelung. Med. Diss., München 1967.

Rohlederer, O.: Fehlergebnisse bei der Behandlung von Schaftfrakturen. Beitr. Orthop. Traum. **14**, 697 (1967).

Rompe, G.: Ergebnisse und Erfahrungen aus der Behandlung von 278 Unterschenkelbrüchen. Arch. orthop. Unfall-Chir. **59**, 123 (1966).

Runne, H.-J., Moritz, H.: Korrosionsschäden und Metallosen nach Osteosynthesen. Zbl. Chir. **86**, 2341 (1961).

Russe, O.: Erfahrungen mit der Druckplatte bei veralteten Brüchen und Pseudarthrosen des Vorderarmes. H. Unfallheilk. **89**, 96 (1966).

Sander, E., Grafe, S.: Ist die primäre metallische Osteosynthese offener Frakturen gerechtfertigt? Zbl. Chir. **89**, 1897 (1964).

Sander, E., Staude, G.: Ursachen und Behandlung der Pseudarthrosen langer Röhrenknochen. Zbl. Chir. **93**, 680 (1968).

Schautz, R., Wilhelm, A.: Zur Osteosynthese der Claviculafraktur. Chirurg **34**, 154 (1963).

Schenk, R., Müller, J., Willenegger, H.: Experimentell-histologischer Beitrag zur Entstehung und Behandlung von Pseudarthrosen. H. Unfallheilk. **94**, 15 (1968)

Schenk, R., Willenegger, H.: Zur Histologie der primären Knochenheilung. Langenbecks Arch. klin. Chir. **308**, 440 (1964).

Schindler, A.: Die Behandlung der Schaftpseudarthrose langer Röhrenknochen. chir. praxis **14**, 101 (1970).

Schink, W.: Eine Stellungnahme zum Callusproblem mit ergänzenden experimentellen Studien. Langenbecks Arch. klin. Chir. **278**, 173 (1954).

Schink, W.: Welche Stähle sind für medizinische Zwecke geeignet? chir. praxis **6**, 59 (1962).

Schink, W.: Pathophysiologie der Pseudarthrose. Langenbecks Arch. klin. Chir. **325**, 804 (1969).

Schink, W., Vittali, H. P.: Morphologische Untersuchungen zur Stoffwechselphysiologie des Knochens. Langenbecks Arch. klin. Chir. **313**, 955 (1965).

Schlosser, V.: Beitrag zur Pathogenese und Therapie Pseudarthrosen langer Röhrenknochen. H. Unfallheilk. **94**, 57 (1968).

Schmieden, V.: Arch. orthop. Chir. **28** (1930), z. n. Junghanns.

Schnabelmaier, H., Blüml, J.: Korrosion und Metallose bei der Bündelnagelung. Langenbecks Arch. klin. Chir. **310**, 13 (1965).

Schramm, W.: Über die kombinierte Anwendung von Osteosynthese und autoplastischer Spongiosatransplantation bei bestimmten Pseudarthroseformen. H. Unfallheilk. **94**, 38 (1968).

Schreckenbach, G.: Für und wider die primäre Marknagelung offener Knochenbrüche. Zbl. Chir. **88**, 987 (1963).

Schuster, J.: Gefahren bei Osteosynthesen. Fortschr. Med. 1969.

Schuster, J.: Metallurgische Untersuchungen von Osteosynthesematerial aus V 4 A Stahl. Mschr. Unfallheilk. **73**, 13 (1970).

Schuster, J.: Metallurgische Probleme in der Knochenchirurgie. Münch. med. Wschr. **112**, 1590 (1970).

Schweiberer, L., Abel-Doenecke, H., Hofmeier, G., Müller, J., Wörner, D.: Der osteogenetische Wert des heterologen Macerationsspanes nach Maatz und Bauermeister. Chir. Plast. Reconstr. **4**, 33 (1967).

Schweiberer, L., Axhausen, W.: Zur Frage der osteogenetischen Potenz des „Kieler Knochenspanes". Langenbecks Arch. klin. Chir. **313**, 959 (1965).

Schweiberer, L., Hofmeier, G., Müller, I.: Ist der macerierte, heterologe Knochenspan (Kieler Knochenspan) ein Calluslocker? Langenbecks Arch. klin. Chir. **319**, 450 (1967).

Seeholzer, A., Lauber, M.: Die Behandlung der Vorderarmschaftpseudarthrosen mittels Küntscher-Marknagelung. H. Unfallheilk. 89, 101 (1966)

Segmüller, G., Allgöwer, M.: Realität und Relativität der primären Knochenheilung. Chirurg 36, 504 (1965).

Segmüller, G., Čech, O., Bekier, A.: Die osteogene Aktivität im Bereich der Pseudarthrose langer Röhrenknochen, Z. Orthop. 106, 599 (1969).

Sittek, G.: Über Ergebnisse der Schlüsselbeinbruchbehandlung. Med. Diss., München 1960.

Smith, J. E. M.: The results of early and delayed internal fixation of fractures of the Shaft of the femur. J. Bone Jt. Surg. 46-B, 28 (1964).

Spier, W.: Pseudarthrose und Nagelbruch bei Markraumschienung. H. Unfallheilk. 94, 73 (1968).

Suckert, R.: Wandlungen in der Behandlung der verzögerten Kallusbildung und der Pseudarthrosen der langen Röhrenknochen. Verh. dtsch. orthop. Ges. 55. Kongr., 334 (1962), Stuttgart: Enke 1963.

Straumann, F., Steinemann, S., Pohler, O., Willenegger, H., Schenk, R.: Neuere experimentelle und klinische Ergebnisse über die Metallose. Langenbecks Arch. klin. Chir. 305, 21 (1963).

Stöhr, Ch.: Die Behandlung der Falschgelenkbildungen bei Oberschenkelschaftbrüchen. H. Unfallheilk. 94, 60 (1968).

Strik, W.: Frakturen und Luxationen. In: Traumatologie in der chirurgischen Praxis. Berlin-Heidelberg-New York: Springer 1965.

Täger, K.-H.: Neue Erkenntnisse aus der Grundlagenforschung der Metallosynthese. Beitr. Orthop. Traum. 15, 48 (1968).

Thorban, W.: Die Knochenheilung im dystrophischen Knochen. Langenbecks Arch. klin. Chir. 308, 479 (1964).

Tscherne, H.: Operative Frakturbehandlung. Langenbecks Arch. klin. Chir. 324, 348 (1969).

Uehlinger, E., Puls, P.: Funktionelle Anpassung des Knochens auf physiologische und unphysiologische Beanspruchung. Langenbecks Arch. klin. Chir. 319, 362 (1967).

Uher, J.: Die Heilung wiederholter Frakturen. Beitr. Orthop. Traum. 16, 516 (1969).

Unger, H.: Fehlergebnisse nach Frakturbehandlung. Beitr. Orthop. Traum. 14, 695 (1967).

Vitalli, H. P.: Die biologischen Grundlagen der Knochentransplantation. Z. Orthop. 99, 146 (1964).

Vitalli, H. P., Reismann, B.: Experimentelle Untersuchungen zum Ablauf posttraumatischer Umbauvorgänge im jugendlichen Knochen. Langenbecks Arch. klin. Chir. 319, 420 (1967).

Volk, H.: Fehlergebnisse der Frakturbehandlung und ihre Korrekturmöglichkeit. Beitr. Orthop. Traum. 14, 700 (1967).

Wachsmuth, W.: Die Operationen an den Extremitäten. In: Allgemeine und spezielle Operationslehre, hrsg. v. N. Guleke u. R. Zenker, 10. Bd. Berlin-Göttingen-Heidelberg: Springer 1956.

Wagner, H.: Die Einbettung von Metallschrauben im Knochen und die Heilungsvorgänge des Knochengewebes unter dem Einfluß der stabilen Osteosynthese. Langenbecks Arch. klin. Chir. 305, 28 (1963).

Walter, R.: Zur operativen Behandlung bei verzögerter Frakturheilung. Beitr. Orthop. Traum. 10, 203 (1963).

Waschulewski, H.: Altes und Neues zum Knochen-Kallus-Problem. Zbl. Chir. 95, 197 (1970).

Wehner, W.: Fehlergebnisse der Frakturbehandlung und ihre Korrekturmöglichkeiten. Beitr. Orthop. Traum. 14, 715 (1967).

Wehner, W., Morgenstern, C., Zeumer, G.: Das Verhalten des intramedullären Drucks bei Markbohrung und -nagelung. Zbl. Chir. 91, 209 (1966).

Weller, S.: Grenzen der konservativen und operativen Frakturbehandlung. H. Unfallheilk. 87, 138 (1965).

Weller, S.: Zur Behandlung von Pseudarthrosen im Bereich der oberen Extremität. H. Unfallheilk. **94**, 54 (1968).
Weller, S.: Die Bedeutung der stabilen Osteosynthese bei der Behandlung von Pseudarthrosen. Langenbecks Arch. klin. Chir. **325**, 815 (1969).
Wieser, C.: Die primäre Knochenbruchheilung und ihre Störung im Röntgenbild. Langenbecks Arch. klin. Chir. **308**, 434 (1964).
Willenegger, H., Schenk, R., Straumann, F., Müller, M., Allgöwer, M., Krüger, H.: Methodik und vorläufige Ergebnisse experimenteller Untersuchungen über die Heilvorgänge bei stabiler Osteosynthese an Schaftfrakturen. Langenbecks Arch. klin. Chir. **301**, 846 (1962).
Witt, A. N.: Die Behandlung der Pseudarthrosen. Berlin: Walter de Gruyter & Co. 1952.
Witt, A. N.: Die Marknagelung bei veralteten Frakturen. Wiederherstellungschir. u. Traum. **1**, 64 (1953).
Witt, A. N.: Die Operationen am Oberarm, Ellenbogengelenk, Vorderarm, Handgelenk sowie an Hand und Fingern, Stumpfoperationen. In: Chirurgische Operationslehre, 7. Aufl., hrsg. v. A. W. Fischer, E. Gohrbandt, F. Sauerbruch, Bd. III. Leipzig: Joh. Ambr. Barth 1958.
Witt, A. N.: Wandlungen in der Behandlung der Kallusverzögerung und Pseudarthrose. Verh. dtsch. orthop. Ges. 55. Kongr., 313, (1962), Stuttgart: Enke 1963.
Witt, A. N.: Die Defektpseudarthrose. H. Unfallheilk. **94**, 24 (1968).
Witt, A. N., Jäger, M.: Die Berechtigung und Indikation autoplastischer Spantransplantation in der heutigen orthopädischen Chirurgie. Chir. Plast. Reconstr. **2**, 48 (1966).
Witt, A. N., Jäger, M.: Besondere Indikationen und Grenzen für die Verwendung des Instrumentariums der Arbeitsgemeinschaft für Osteosynthese bei orthopädisch-chirurgischen Eingriffen. Arch. orthop. Unfall-Chir. **60**, 49 (1966).
Witt, A. N., Walcher, K.: Besondere Indikationen zur Osteosynthese unter Verwendung des Instrumentariums der Arbeitsgemeinschaft für Osteosynthese bei Frakturen, Pseudarthrosen und orthopädisch-chirurgischen Eingriffen. Arch. orthop. Unfall-Chir. **65**, 269 (1969).
Wondrák, E.: Zur Problematik der Osteosynthese von heute und morgen. Zbl. Chir. **91**, 1476 (1966).
Zimmermann, H.: Beitrag zur offenen und geschlossenen Marknagelung von Unterschenkelschaftfrakturen. Arch. orthop. Unfall-Chir. **62**, 205 (1967).
Zittel, R. X.: Komplikationen bei der Marknagelung von Frakturen und ihre Verhütung. Zbl. Chir. **87**, 1481 (1962).

Anhang

Erläuterungen zu den Tabellen 2—6:

n	= dünner, nicht markraumfüllender Nagel
M	= dicker, markraumschlüssiger Nagel (Küntschernagel)
M12	= Küntschernagel mit Angabe seines Durchmessers in mm
AO-Pl 6	= Plattenverschraubung nach den Prinzipien der Arbeitsgemeinschaft für Osteosynthesefragen. Die Ziffer gibt die Lochzahl und damit die Länge der Platte an
AO-Pl 6 + Spong	= Plattenverschraubung + Spongiosaplastik
AO-Pl 6 + Kompr	= Plattenverschraubung + Kompression (= Druckplatte)
RP	= Rush-Pin
Phem	= Phemisterspan
Kiel	= Kieler Knochenspan
Cialit	= Cialitspan
kons	= konservative Knochenbruchbehandlung
G	= Gipsverband
FibRes	= Wadenbeinresektion
hyper	= hypertrophische Pseudarthrose
atr	= atrophische Pseudarthrose
Def	= Defektpseudarthrose
Dr	= Drahtumschlingung (Cerclage)
Rekurv	= Rekurvation
O	= Varusstellung
X	= Valgusstellung
Drehf	= Drehfehlstellung
Ext	= Extensionsbehandlung

Spalte Wund-/Pseudarthrosenheilung:

1. bzw. +	= primäre Wundheilung bzw. knöcherne Heilung der Pseud.
(1.)	= oberflächl. Wundheilungsstörung
—	= Nichtheilung der Pseud.
Sek	= Sekundärheilung der Wunde

Spalte Beweglichkeit:

1.	= volle Beweglichkeit bis höchstens $\frac{1}{4}$ Einschränkung
2.	= Beweglichkeit bis zur Hälfte eingeschränkt
3.	= Beweglichkeit bis zu $\frac{3}{4}$ eingeschränkt
4.	= Beweglichkeit mehr als $\frac{3}{4}$ eingeschränkt

Spalte Nebenverletzungen:

K	= Kopf einschl. Schädel-Hirntrauma
Th	= Thorax
A	= Arm
B	= Bein
WS	= Wirbelsäule
Ur	= urolog. Verletzung
N	= Nerv
Aug	= Auge
Plex	= Armplexus
Beck	= Becken
P oder Peron	= Peronaeusverletzung

Spalte orthop. Apparat:

H	= Hülsenapp. (dauernd oder für längere Zeit)
Geh	= Geh-Entlastungsapp. (vorübergehend)

Fortsetzung s. Seite 139

Tabelle 2. Reosteosynthesen des Schlüsselbeines

Lfd. Nr.	Gr.	Reosteosynthese-Methode **)	Vorzustand	Vor – Osteosynthesen		Alter i. J.	vor R. gearb.	R. nach Wo.	Beh.D. i. Wo.	Wundheilg.	Pseud.-Heilg.	Beweglk. Schult. Gelenk	Impl. entf. n. Mon.	MdE	Nebenver-letzungen	Wiedereingl.	Dauer der Ruhigstellg. i. Wo.	Beginn der Übungsbeh. Wo. n. R.
				1.	2.													
1	1	RP+G	hyper	kons	Dr	58	–	48	10	+	+	2	9	20	+Th	+	6	7
2	2	Zugschraube	hyper (lat)	kons	Dr	43	+	416	12	+	–	1	20	10		+	–	1
3	3	AO-Pl 6	atr	kons	n	15	–	11	16	+	+	1	10	0	+B	+	–	1
4		" 5+Spong	hyper	RP+G	Phem+4 Dr	38	+	60	6	+	+	1	24	20/10	+WS	+	–	1
5		" 6+ "	frische Ost. aus-gerissen	AO-Pl 6		38	–	9	3	+	+	1	14	10		+	–	1
6		" 6+ "	hyper	kons	AO-Pl	23	+	58	6	+	+	1	n.22 Mon no.lieg.	10		+	–	1
7		" 5+ "	atr+Schraublockg	AO-Pl 5		21	–	20	3	+	+	1	n.18 Mon no.lieg.	0		+	–	1

Altersverteilung:

bis 20 Jahre = 1 Fall
"   30   "   = 2 Fälle
"   40   "   = 2 "
"   50   "   = 1 Fall
"   60   "   = 1 "

**) arabische Ziffern bedeuten bei n und M mm-Stärke
bei AO-Pl Zahl der Löcher

Tabelle 3. Reosteosynthesen des Oberarmschaftes

Lfd. Nr.	Gr.	Reosteosynthese-Methode **)	Vorzustand	Parese vor R.	Vor-Osteosynthesen 1.	2.	3.	Alter 1. J.	vor R. gearb.	R. n. Wo.	Beh.D. 1. Wo.	Wundheilg.	Pseud.-Heilg.	Bewegl. Schult.	Bewegl. Elle	Impl. entf. n. Mon.	MdE	Nebenverletzungen	Wiedereingl.	orth. App.	Parese bleibend	Dauer der Ruhigstellg. 1. Wo.	Beginn der Übungsbeh. Wo. n. R.
1	1	n+Phem	Def	R	n+Dr+G			51	–	28	32	1.	+	2	2	–	(50)	Th,Ur	+		R	4	4
2		"	atr	R	G	Dr+Phem+G		22	–	54	28	1.	–	2	2	–	50		X	H	R	19	19
3		" +G	hyper		n+Dr+G			22	+	46	24	1.	+	2	3	–	40		+			12	12
4		"	Def	R	n+Dr			60	–	32	24	1.	+	3	2	67	50		+		R	18	18
5		" +G+orthApp	hyper		RP+G			51	+	86	56	1.	+	2	3	–	30	Th,K	+			19	19
6		"	hyper	R	n+G	n		21	+	75	16	1.	+	2	2	–	30		+			2	8
7	2	RP+Cialit+G	hyper	U	RP+G			57	–	38	36	1.	+	2	4	6	60		X		U	15	15
8		n+2 Kiel	hyper		n+G	Phem+G		37	–	110	40	1.	–	–	–	230	–					24	24
		M12							+	230	4	1.	+	2	2	–	40		+			–	2
9	3	M11	hyper	R	G	n		28	+	162	16	1.	+	2	3	59	(50)	Th,K	+		R	–	3
10		M11	hyper (Def ?)	R	2 RP+Dr			45	+	94	14	1.	+	2	1	15	30		+			–	2
11		M11	atr	R	n			39	–	138	6	1.	+	2	3	19	(40)	A	+			–	1
12		M12	atr	R	RP	n	n	60	–	64	16	1.	(+)	2	1	–	(70)	B	(–)		R	8	2
13		M12	hyper	R	n+G			49	–	13	20	1.	+	1	2	14	30		X		R	8	6
14		M9	atr	R	RP+G			42	+	218	8	1.	(+)	2	1	–	(70)	A,B	X		R	–	3
15		M12	Def	R	n+Dr+G			51	–	26	20	1.	(+)	3	2	37*)(60)		A,B	X		R	–	1
16		M11	hyper		G	n		36	–	16	12	1.	+	2	1	19	(40)	Th,B	+			–	1
17	4	AO-Pl 6+Kompr	Def		n+G	M11		39	+	192	12	1.	–*)	2	1	(15)19	30		X			–	7
18		" 6	hyper	R	RP+Dr+G			52	–	26	24	1.	+	2	2	22	(40)	B,WS	+			–	2
19		" 6	hyper		n+G			23	–	27	4	1.	+	1	1	27	0		+			–	1
20		" 8+Spong	Def		RP	AO-Pl 6		42	+	57	20	1.	+	2	1	24	20	A	+			–	12
21		" 7+Gegenmutt	alt		AO-Pl 7			80	–	6	2	1.	+	1	1	16	10		+			–	3

Altersverteilung: bis 30 Jahre = 5 Fälle
                " 40 " = 4 "
                " 50 " = 4 "
                " 60 " = 7 "
                über 60 " = 1 Fall

**) arabische Ziffern bedeuten bei n und M mm-Stärke
bei AO-Pl Zahl der Löcher

*) 15: Da keine genügende Überbrückung bestand, erfolgte sofortige Neunagelung mit 14 mm-Marknagel.

17: Nach 15 Wochen Schraubenlockerung im distalen Fragment, daher weitere R. neue 6-Loch-Platte, 4 Gegenmuttern (3 dist., 1 prox. Fragm.), Spongiosaplastik. – 4 Wochen später Unstabilität, wiederum Schrauben distal locker. Plattenentfernung. Markraumaufbohrung, Marknagelung 14 mm-Nagel, Gipsverband (Thorax) für 4 Monate, keine tragfähige Durchbauung. Trotzdem arbeitsfähig.

Tabelle 4. Reosteosynthesen des Unterarmschaftes

Lfd. Nr.	Gr.	Reosteosynthese-Methode **)	Vorzustand	Vor - Osteosynthesen 1.	2.	3.	Alter 1. J.	vor R. gearb.	R. nach Wo.	Beh.D. i. Wo.	Wundheilg.	Pseud.-Heilg.	Ell	UA	Hand	Impl. entf. n. Mon.	MdE	Nebenverletzung.	Wiedereingl.	orth. App.	Dauer der Ruhigstellg. 1. Wo.	Beginn der Übungsbeh. Wo. n. R.
1	1	n+Phem+G	E atr	n+G			25	+	166	16	1.	+	2	1	2	38	30		+		18	18
2		"	E atr	Dr			24	–	24	20	1.	+	2	1	2	12	30		+		14	14
3		"	E atr	n+G			44	–	33	36	1.	+	1	2	3	12	30	K,B,WS	+		15	15
4		"	E atr	RP+Phem+G			36	–	86	40	1.	+	3	2	2	37	30		+	H	36	–
5		"	E hyper	RP			49	–	34	14	1.	+	2		2	10	(70)	K	+		11	11
6	2	RP od.n+Phem+G	E+S atr	Dr	n+Phem		34	+	832	30	1.	+	2	3	3	24	20	A	+		18	18
7		"	" hyper	M'draht	Phem	RP	52	–	161	18	1.	(+?)	2	1	2	–	R		–	H	10	10
8		"	" hyper	" +DR			38	–	19	20	1.	(+?)	3	2	2	–	30		+	H	8	8
9	3	RP bzw.n+Kiel+G	E+S atr	n			18	+	42	52	1.	+	3	2	3	11	30	K,B	X		18	18
10		"	" Def	RP	Verschieb. Span E		46	–	75	22	1.	+	1	1	1	5	50		+	H	11	13
11		"	" atr	Dr			22	–	19	10	1.	+	2	2	2	4	30		+		5	5
12	4	M (mit Aufbohr)	E hyper	n	RP+Kiel		24	–	52	31	1.	+	3	3	3	–	–	B	+		16	16
13		"	S hyper	RP gebroch.			20	+	41	5	1.	+	1	1	1	31	20		+		2	2
14		"	E Osteotomie	n			43	–	2	18	1.	+	2	1	2	28	20	A	+		2	2
15		"	E hyper	RP			55	+	85	10	(1.)	+	1	1	2	–	0		+		–	1
16		"	S atr	RP			60	–	4	20	1.	–	2	2	2	–	30	A,N.med.	R	H	–	2
17	5a	AO-Pl 6+Kompr	S hyper	RP			40	–	29	8	1.	+	1	1	1	10	20	B	+		–	3
18		" 4	S hyper	RP			22	–	35	(28)	1.	+	1	2	2	–	–	K,B	+		–	2
19		" 5	S atr	G	Dr		41	–	41	8	1.	+	1	3	3	–	30		+		–	1
20		" 6	S hyper	n			55	–	32	16	1.	+	1	1	2	31*)	(40)	A	+		–	2
21	5b	" 7+Kompr	E atr	G	Kiel	M+Kiel+G	32	–	59	4	1.	+	1	2	2	34	20		X		–	3
22		" 6+Kompr+Spong	E Def	RP			28	+	106	6	1.	+	1	1	2	21	20		+		–	3
23		" 4+ " "	E hyper	n			41	+	210	24	1.	+	1	1	2	–	20		+		–	2
24		" 6+Kompr	E hyper	n			40	+	41	4	1.	+	1	1	2	12	20		+		–	2
25		" 5+ "	E atr	Bündel			43	+	172	8	1.	+	2	2	2	–	(60)	WS,B,A	X		–	2
26		" 6	E hyper	G	Lane		22	+	80	10	1.	+	1	1	2	9	20		+		–	2
27		" 6+Kompr	E Osteotomie	n	AO-Pl 4+Kompr		63	–	14	6	1.	–*)	1	1	2	17	30		X		–	2

133

Tabelle 4 (Fortsetzung)

Lfd. Nr.	Gr.	Reosteosynthese-Methode **)	Vorzustand	Vor - Osteosynthesen			Alter 1. J.	vor R. gearb.	R. nach Wo.	Beh.D. 1. Wo.	Wundheilg.	Pseud.-Heilg.	Bewegl.			Impl. entf. n. Mon.	MdE	Nebenverletzung.	Wiedereingl.	orth. App.	Dauer der Ruhigstellg. 1. Wo.	Beginn der Übungsbeh. Wo. n. R.
				1.	2.	3.							Ell.	UA	Hand							
28	5c	E AO-Pl 6 S " 4+Kompr	E+S E)S) hyper	RP bd.			29	–	58	(56)	1.	+	1	2	2	9	(40)	K,B	+		–	2
29		E " 5+ " S " 4+ "	E+S E)S) atr	n bd			45	–	15	26	1.	E+ S–	1	2	2	36	(40)		+		–	2
30		E " 4+Kompr S " 4+ "	E+S E)S) hyper	G	n bd.		31	–	26	6	1.	+	2	2	2	21	30		X		–	3
31		E " 6+ " S " 6+ "	E+S E)S) atr	AO-Pl			55	–	30	16	1.	+	1	1	2	24	20		+		–	2

Altersverteilung:

bis 30 Jahre	=	10 Fälle
" 40 "	=	7 "
" 50 "	=	8 "
" 60 "	=	5 "
über 60 "	=	1 Fall

*) 20: 10 Mon. nach Impl. Entf. Refraktur ! Erneute Pl-Osteosynth.

27: Wegen Nichtheilung des Knochens Marknagelung unmittelbar anschließend an Plattenentfernung.

**) arabische Ziffern bedeuten bei n und M mm-Stärke
bei AO-Pl Zahl der Löcher

Tabelle 5. Reosteosynthesen des Oberschenkelschaftes

Lfd. Nr.	Gr.	Reosteosynthese-Methode **)	Vorzustand	Vor - Osteosynthesen 1.	Vor - Osteosynthesen 2.	Alter 1. J.	vor R. gearb.	R. nach Wo.	Beh.D. 1. Wo.	Wundheilg.	Pseud.-Heilg.	Beweglichk. Knie	Impl. entf. n. Mon.	MdE	Nebenverletzung. +)	Wiedereingl.	orth. App.	Dauer der Ruhigstellg. 1. Wo.	Beginn der Übungsbeh. Wo. n. R.
1	1	n	nBr+atr	n+G	n	34	–	82	9	1.	+	2	24	–	K	+		–	2
2		n	atr	n+Dr+G		58	–	22	23	1.	+	4	–	(50)	P,B,K,Th	R		–	5
3	2	n+Phem+G	Drehf+atr	RP		54	–	54	36	1.	+	2	–	(50)	B	+		18	18
4		"	Drehf	n	n	23	–	40	36	1.	+	1	28	30		+		14	14
5		"	Drehf+hyper	n		43	–	8	56	1.	+	3	–	–	K,B	R		13	13
6		"	X+hyper	n		23	–	18	23	1.	+	2	–	10		+		9	9
7		"	Drehf+X+hyper	n+Dr+G		24	+	26	22	1.	+	2	–	20		+		9	9
8		"	Drehf+X+atr+Verkürz	n		50	–	19	26	1.	(+)	3	32	50		X	+	15	15
9		"	Drehf	n+G		31	–	31	70	(1.)	+	2	14	(70)	K	+		22	22
10		"	X+atr+Verkürz	RP+Dr		33	–	15	45	1.	+	(4)	30	40	B,K	X		14	14
11		"	hyper	n		19	–	18	26	1.	+	2	4	0		+		–	6
12	3a	n+Cialit+G	X+hyper+Verkürz	n+Dr	Phem+StüApp	42	+	260	27	1.	–	4	–	70	B,A	X		–	4
13		"	Drehf+hyper	n	n	18	–	22	31	1.	+	2	26	10		+		9	9
14		"	X+atr+Verkürz	n		34	–	19	18	–	+	2	14	30		+		–	5
15	3b	n+Kiel m.Aufbohr bis zu 14 mm+G	X+hyper+Verkürz	2 RP+G		23	–	29	52	1.	+	4	11	(50)	B	X		14	14
16		"	X+atr+Verkürz+Sequest	Ext	n+Sequ'tom	57	–	68	26	1.	+	3	48	(70)	K,Aug	+		11	11
17		"	X+hyper+Verkürz	n		20	–	26	39	1.	+	2	20	15	X,B	+		20	20
18		"	X+hyper+Verkürz	Ext	n	25	–	45	13	1.	(+)*)	4	9	40	B	+		8	8
19		"	O+atr+Rekurv	n		39	–	22	30	1.	+	3	15	40		+		8	8
20	4a	M12+Aufbohr	atr	n		18	–	7	24	1.	+	1	48	20	A	+		–	6
21		M14 "	X+atr	n+G	n	29	–	30	8	1.	+	1	7	30		+		–	2
22		M14 "	atr	n		25	–	22	6	1.	+	1	12	(30)	K,A,B	+		–	2
23		M14 "	hyper+Sudeck	n		60	–	29	20	1.	+	1	21	20		+		–	3
24		M14 "	Drehf+atr	n		34	–	24	24	1.	+	4	–	25		+		–	2
25		M14 "	hyper	n		36	–	27	12	1.	+	1	11	20		X		–	2
26		M14 "	O+atr	n		26	–	31	8	1.	+	2	6	–	B	+		–	1
27		M15 "	hyper+Rekurv	Ext	n	52	–	30	8	1.	+	2	–	(30)	K,B	+		–	2
28		M14 "	O+atr	Ext	n	31	–	29	8	1.	+	2	–	(30)	B	+		–	3
29		M16 "	atr	n		23	–	124	8	1.	+	1	–	–		+		–	1
30		M14 "	Drehf+hyper+Rekurv	Ext	n	25	–	31	12	1.	+	1	2	30		+		–	2
31		M15 "	O+hyper	n		53	–	54	24	1.	+	1	12	–	B	+		–	1
32		M17 "	atr	n		19	–	10	14	1.	+	2	44	–		+		–	2
33		M14 "	O+atr	n		17	–	22	14	1.	+	1	10	(20)	B	+		–	1

Tabelle 5 (Fortsetzung)

Lfd. Nr.	Gr.	Reosteosynthese-Methode **)	Vorzustand	Vor - Osteosynthese 1.	2.	Alter i. J.	vor R. gearb.	R. nach Wo.	Beh.D. i. Wo.	Wundheilg.	Pseud.-Heilg.	Beweglichk. Knie	Impl. entf. n. Mon.	MdE	Nebenverletzung. +)	Wiedereingl.	orth. App.	Dauer der Ruhigstellg. i. Wo.	Beginn der Übungsbeh. Wo. n. R.
34	4a	M18+Aufbohr	hyper	M		20	+	26	4	1.	+	1	9	(20)	B	+*)		-	1
35		M18 "	Def	n+G		20	-	51	(53)*)	1.	+	1	32	(60)	B	X*)		-	-
36		M17 "	hyper	n		38	-	58	12	1.	+	1	-	(30)	K,B,WS	+		-	1
37		M17 "	O+atr	n		39	-	40	28	1.	+	3	6	(70)	B,A	+		-	2
38		M17 "	hyper+Verkürz 7 cm	Ext/G	n12	20	+	128	3	1.	+	2	27	30		+		-	1
39	4b	M16 "	hyper+Antekurv	n+Dr		32	-	39	16	1.	+	3	24	(20)	K,B	+		-	2
40		M16 "	O+hyper	n+4 Dr		55	-	40	20	1.	+	1	14	20		R		-	2
41		M11 "	atr+Sudeck	n	Verschiebe-span+G	42	-	88	(96)	1.	+	1	22	(80)	B	-*)		-	1
42		M12 "	hyper+Rekurv	Ext	n	49	-	28	39	-	+	3	5	20		+		-	9
43	4c	M16+i'med Ost+ Aufbohr	Drehf+X+Verkürz	n		24	-	48	14	1.	+	1	7	(70)	K,A,Plex	+		-	1
44		M18 " "	O+hyper+Rekurv	n		17	-	20	8	1.	+	1	17	20		+		-	2
45		M16 " "	O+Fraktr	n		18	+	12J.	12	1.	+	1	-	10		+		-	3
46		M16	nWanderung	M+i'med Ost		23	+	20	8	1.	+	1	4	-		+		-	4
47	5	AO-KondylPl	lat Pl verbogen ventr Pl ausgerissen	AO-Pl 10 lat	AO-Pl 8 ventr	72	-		36	1.	+	1	- *)	30		R		-	1
48		Wi'Pl 12+Spong	hyper	Ext+G	Wi'Pl 12	63	-	78	31	1.	+	3	28	(30)	K	+		-	1
49		AO-Pl 6 ventr " 8 lat	atr+Rekurv	Ext	n+G	37	-	12	36	1.	+	1	22	(30)	A,B	+		-	2
50		" 10 lat zusätzl z.2.Ost	Drehf+O+atr+Verkürz	n	12+EinzSchr	62	-		56	1.	-	3	-	(60)	A	R	+	-	2
51		" 10 lat " 8 ventr	Drehf+X+atr	n		31	-	53	65	-	-	4	5/7*)	40	Beck	+		-	5
52		" 12 lat+Spong	Drehf+X+Verkürz	n		24	-	16		1.	-*)	1	-	(-)	A,B	+		-	3

Altersverteilung:

bis 30 Jahre	=	24 Fälle
" 40 "	=	13 "
" 50 "	=	4 "
" 60 "	=	8 "
über 60 "	=	3 "

**) arabische Ziffern bedeuten bei n und M mm-Stärke
bei AO-Pl Zahl der Löcher

*) 18: off. infiz. Fersenbeinbruch am selben Bein !
35: bedingt durch infizierte fistelnde gleichseitige US-Fraktur
41: wegen totalem Beinverlust der anderen Seite !
47: nach 3 J. ✝, bis dahin gut gelaufen
51: danach M16+G 2 Mon., M nach 37 Mon. entf., Spüldrainage, Heilung, Beinverkürz. 5 cm, Beruf +
52: Plattenbruch, daher Neuverplattung Pl 14+Spong

+) P = Peron.

Tabelle 6. Reosteosynthesen des Schienbeinschaftes

Lfd. Nr.	Gr.	Reosteosynthese-Methode **)	off. Fraktur	Vorzustand	Vor - Osteosynthesen 1.	2.	3.	Alter i. J.	vor R. gearb.	R. nach Wo.	Beh.D. 1. Wo.	Wundheilg.	Pseud.-Heilg.	Bewegl. Knie	Fuß	Impl. entf. n. Mon.	MdE	Nebenverletzungen	Wiedereingl.	orth. App.	Dauer der Ruhigstellg. 1. Wo.	Beginn der Übungsbeh. Wo. n. R.
1	1	n9+G+FibRes	o	O+hyper	Ext+G	n+G		22	+	75	36	1.	+	1	2	–	30		+	+	20	20
2		n9+G+FibRes		O+atr+Antekurv	Ext	n+G	n+Kiel	21	–	52	22	1.	+	1	2	12	10		+		14	14
3		n8+G	o	atr+nBr	n			56	+	79	28	1.	–	2	3	–	50		+	+	19	19
4		n11	o	atr	Ext+G	n+G		31	–	50	31	1.	+	2	4	22	30		+	+	–	2
5	2	n(Spr)+Phem+G		Drehf+hyper+nBr	n+G	nBieg		35	–	22	33	1.	+	2	2	–	30		+		19	19
6		n9+Phem+G	o	hyper+nBr+Spanbr	Ext+G	n+Phem+G		27	+	105	43	1.	+	1	1	17	40	TibFrakt n. SpEntn and.B	+		26	26
7		n(Spr)+Phem+G	o	O+hyper+nBr	Ext	n+FibRes	n+Phem+G	54	–	79	41	1.	+	4	4	–	50		R	+	39	39
8		n7,5+Phem+G+FibRes		hyper+nBr	n	n+Phem	n+Phem; 4. n+Phem+G	39	+	130	26	1.	+	2	3	30	30		+	+	22	22
9		n7,5+Phem+G		hyper+Sudeck	n	n+G		32	–	30	36	1.	+	1	1	–	10	B,K,sonst.	+		16	16
10		n7,5+2 Phem+G+FibRes		X+atr+Sudeck	n	n		22	–	28	30	1.	+	2	4	–	20		X		18	18
11		n7+2 Phem+G	o	O+atr+Schraub.Br	Ext+G	Deck	Lane	23	–	24	22	1.	+	2	1	22	20		+		10	10
12		n9+Phem+G	o	X+hyper	n			60	–	28	39	1.	+	3	3	44	40		+	+	27	–
13		n6+Phem+G+FibRes	o	atr	Ext	n+G		24	–	11	48	1.	+	1	1	22	10	K	+		22	22
14	3	n7+2 Kiel+G+FibRes	o	hyper	n			20	–	22	43	1.	–*)	1	1	43*)	15	K, B	+		24	24
15		I)n(Spr)+2 Kiel+G+FibRes		X+hyper	RP	Spr+G				46	45	1.	–			10					13	13
		II)n9+G		X+atr+Rekurv+nBr	"	"	n+2 Kiel+G +FibRes	52	–	45	13	1.	+	2	3	30	30		X	+	7	–
16	4a	M11 Aufbohr		atr	n			62	–	27	30	1.	+	1	2	18	30	K	R		–	3
17		M12 "		atr+Rekurv	n+G			38	–	8	26	1.	+	1	2	17	20	B	+		12*)	12
18		M11 "	o	hyper(dist)+atr (prox)	n+G			34	–	46	24	1.	+	2	2	11	20		+		–	8
19		M15 "	o	atr+Rekurv	n+G			24	–	4	6	1.	+	1	2	26	20		+		–	10
20		M12 "	o	atr	Ext+G	n		26	+	264	8	1.	+	1	1	16	20		+		–	2
21		M11 "	o	hyper	Ext	n+G+FibRes		18	–	69	13	1.	+	1	1	12	20	B	+		–	3
22		M9 +FibRes	o	hyper	Ext+G	n		17	–	53	11	1.	+	1	1	–	20		X		6	6
23		M14	o	X+hyper	n			19	–	32	18	1.	+	2	2	–	30		+		–	2
24	1Pers {	M12 rechts	o	X+hyper+Rekurv	n+G	M		19	–	22	(36)	1.	+	1	2	–	(80)	K,A,B	X		8	8
25		M10 links	o	X+atr+Peron.-Par	n+G			19	–	20	(56)	1.	+	1	1	–	(80)	K,A,B	X		6	6

Tabelle 6 (Fortsetzung)

Lfd. Nr.	Gr.	Reosteosynthese-Methode **)	off. Fraktur	Vorzustand	Vor – Osteosynthesen 1.	2.	3.	Alter i. J.	vor R. gearb.	R. nach Wo.	Beh.D. i. Wo.	Wundheilg.	Pseud.-Heilg.	Bewegl. Knie	Bewegl. Fuß	Impl. entf. n. Mon.	MdE	Nebenverletzungen	Wiedereingl.	orth. App.	Dauer der Ruhigstellg. 1. Wo.	Beginn der Übungsbeh. Wo. n. R.
26	4b	M12		atr+Peron.-Par	2 Dr			63	–	16	52	1.	+	1	2	9	30	Peron.	X		–	3
27		M9	o	atr	Ext+G	n+Dr+Kiel +G		35	–	13	35	1.	+	1	2	–	(40)	A	+		–	2
28		M13	o	hyper	Ext	Bünd+FibRes		36	–	75	30	1.	+	1	1	–	30	A	+		–	4
29		M11		Drehf+hyper	G	RP		42	–	53	15	1.	+	1	1	–	(70)	A,A	+		–	2
30		M12	o	atr+Sudeck	Ext	RP+G		22	–	73	22	1.	+	2	3	–	(50)		X		–	4
31	5	AO-Pl 10+FibRes		Refrakt.d.Sturz b.fest ausgeh.Br	3 Dr+G			35	+	22	6	1.	+	1	1	20	20		+	Geh	–	3
32		" 10 "		atr+Sudeck	G	4 Dr		38	–	16	31	Sek	+	1	1	4	priv		X		–	22
33		" 8 " +Kompr		atr+Sudeck	Ext+G	6 Dr+Span +G+FibRes		60	–	50	76	1.	+/Refr.d.Sturz*)	1	4	5	40		R		–	3
34		" 8 "		O+atr+Rekurv+ Sudeck	Ext	n		41	–	24	(35)	1.	+/Refr. bland.Spätinf.*)	2	3	10	(60)	Hüfte B,B,K,Th	X	+*)	–	8
35		" 10 +Kompr		O+hyper	AO-Einz. schr+Geh			22	+	22	3	1.	+	1	1	9	priv		+	Geh	–	1
36		" 10+7+Spong	o	hyper-nBr	AO-Pl 8	G	M14	19	–	[76]	8	1.	+	1	1	–	(70)	B(USAmp)	X	+*)	–	2
37		" 8 +Spong	o	atr+Rekurv	n+G			27	–	22	31	1.	+	2	1	23	20		+	Geh	–	2
38		" 8 +Spong	o	Def+O+Sudeck+ Rekurv	RP			26	–	15	22	Sek	+	1	4	26	priv		+	Geh	–	3
39		" 12 +Spong		atr+Rekurv	5 Schraub +Geh			28	+	17	4	1.	(+)	1	4	11*)	priv		+	*)	–	1

Altersverteilung:

bis	20 Jahre	=	7	Fälle
"	30 "	=	14	"
"	40 "	=	10	"
"	50 "	=	2	"
"	60 "	=	4	"
über	60 "	=	2	"

**) arabische Ziffern bedeuten bei n und M mm-Stärke
bei AO-Pl Zahl der Löcher

*) 14: nach 43 Wo. Marknagelwechsel, n14, danach $\ddot{U}^B$, Beh. beendet nach 6 Wo., Pseud. knöchern geheilt, Nagel entf. nach 13 Mon.

17: G wegen Schienbeinkopfbruch

33: Refr. 5 Wo. nach Plattenentf., Heilung nach 7-monatiger Gipsverbandbehandlung, Sicherung durch Stützapparat

34: 42 Wo. nach R. blande Infektion im Anschluß an Arbeitsbelastung. Nach Plattenentfernung primäre Heilung. 3 Monate später Refr. + Entzündung. Darauf 6 Monate Gips, dann Stützapparat. 1 J. gearb. Entwöhnung vom Stützapparat. Darauf blande Entzündung. Sequestrotomie → primäre Heilung.

36: alter Stützapparat umgebaut, gegeben wegen US-Amp. auf der anderen Seite.

39: Gehapparat wurde trotz Anordnung nicht mehr getragen, Implantatentfernung erfolgte wegen wiederholter Reizzustände. Nach Plattenentfernung noch 8 Mon. Gipsverband, dann voll belastbare Ausheilung. Gelenke 2/3

138

Paresen:

U	= N. ulnaris
R	= N. radialis
P	= N. peronaeus

Zahlen der MdE sowie der Beh.-Dauer in Klammern bedeuten:
eingeschränkte Aussagekraft wegen Nebenverletzungen.

Wiedereingliederung:

+	= Wiedereingliederung am bisherigen Arbeitsplatz
×	= Wiedereingliederung am anderen Arbeitsplatz
—	= nicht wiedereingegliedert
(—)	= nicht wiedereingegliedert wegen anderer Verletzungsfolgen aus diesem Unfall
R	= Altersrentner

Im laufenden Text bedeuten bei den Fallbeschreibungen:

C	= Schlüsselbein
H	= Oberarm
A	= Unterarm
F	= Oberschenkel
T	= Schienbein

Universitätsdruckerei H. Stürtz AG, Würzburg

RAKTISCHE ANATOMIE

n Lehr- und Hilfsbuch der anatomischen Grundlagen ärztlichen Handelns

Begründet von T. von Lanz und W. Wachsmuth
Fortgeführt und herausgegeben von J. Lang und W. Wachsmuth

ter Band/
rter Teil

Bein und Statik

Zweite, neu bearbeitete Auflage

J. Lang, Dr. med.,
ofessor für Anatomie,
tand des Anatomischen
utes der Universität
burg, und
achsmuth, Dr. med.,
. ö. Professor der
rgie, ehem. Direktor
hirurgischen
rsitätsklinik und
inik Würzburg

73 zum größten Teil
en Abbildungen
73 Seiten. 1972
nden DM 640,—
202.90
kriptionspreis
nden DM 512,—
162.30

ubskriptionspreis gilt bei
chtung zur Abnahme des
ten Handbuches bis zum
inen des letzten Bandes,
ist jeder Band und Band-
ch einzeln zum Ladenpreis
h

ebsrechte für Japan:
Shoin, Tokyo

Professor Kirschner schrieb beim Erscheinen der ersten Auflage im „Zentralorgan für die gesamte Chirurgie"

„Der neue Band ist das Gegenstück zu dem bereits früher erschienenen und besprochenen Bande Arm. Er zeigt die gleiche ausgezeichnete Darstellung, die gleichen sinnfälligen Abbildungen in einer an Güte schwer zu übertreffenden Ausstattung. Im Hinblick auf die Bedeutung der Beine. für die Statik beginnt der Band mit der Beschreibung der Entwicklung, Verschiedenartigkeit, Gliederung, Gefährdung und Bewertung der Beine. Es folgt dann eine allgemeine Übersicht über das Skelet, die Gefäße und die Nervenversorgung der Beine. Hierauf werden die einzelnen regionären Abschnitte im speziellen abgehandelt nach Aufbau, Bindegewebe und Fascienverhältnissen, nach den Hautschichten, den Gefäßen und Nerven und nach den Knochen oder den Gelenken. Das Wertvolle liegt hierbei nicht so sehr in der erschöpfenden, auch allen Sonderverhältnissen Rechnung tragenden Beschreibung und Darstellung der anatomischen Verhältnisse, sondern vor allem in der Verbindung des Morphologischen mit dem Funktionellen und hierdurch mit dem Leben und der praktischen Chirurgie."

Anmerkungen der Herausgeber zur zweiten Auflage

Die Entwicklung der letzten Jahrzehnte machte eine gründliche Überarbeitung der ersten Fassung notwendig. Der Text ist gestrafft, unter Beibehaltung alles Wesentlichen. Ein Großteil der Abbildungen wurde nach Präparaten neu gezeichnet; neuere anatomische und klinische Erkenntnisse sind im Text in anatomischen und schematischen Darstellungen berücksichtigt. Der Grundgedanke des Werkes, die Anatomie als eine der wesentlichen Grundlagen ärztlichen Handelns darzustellen, blieb sorgfältig gewahrt.

Inhaltsübersicht

Allgemeiner Teil:
Übersicht der Querschnitte
des Beines. Körperbautypen.
Bedeutung und Form des Beines
als Teil des Körpers. Gliederung
des Beines, Praktisch-anatomisch.
Das Beinskelet, Übersicht. Arterien
des Beines. Venen des Beines.
Lymphsystem des Beines.
Nerven des Beines, allgemein.

Spezieller Teil. Regiones membri
inferioris:
Regio coxae, die Hüfte.
Regio femoris, der Oberschenkel.
Genu, das Knie. Regio cruris, der
Unterschenkel. Regio malleolaris,
Knöchelgegend. Pes, der Fuß.
Literatur- und Sachverzeichnis.

■ **Bitte Prospekt anfordern!**

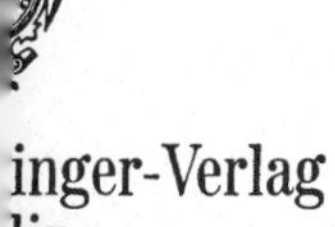

inger-Verlag
lin
delberg
v York